U0718048
9787117161473

医药高等职业教育新形态教材

建设指导委员会

主任委员 殷忠勇（江苏医药职业学院）

副主任委员 张　慧（江苏医药职业学院）

吴　芹（江苏医药职业学院）

委　　员 徐红涛（江苏医药职业学院）

董安定（江苏医药职业学院）

王春桃（江苏医药职业学院）

陆建霞（江苏医药职业学院）

孟　丽（江苏医药职业学院）

顾　娟（江苏医药职业学院）

田友清（江苏医药职业学院）

杨留才（江苏医药职业学院）

殷卫红（江苏医药职业学院）

袁金勇（江苏医药职业学院）

刘素芹（江苏医药职业学院）

王　玮（江苏医药职业学院）

许海兵（江苏医药职业学院）

王跃琴（盐城市第一人民医院）

宋建祥（盐城市第三人民医院）

医药高等职业教育新形态教材

评审委员会

主 任 委 员 张彦文（天津医学高等专科学校）

副主任委员 瞿才新（盐城工业职业技术学院）

吕俊峰（苏州卫生职业技术学院）

夏立平（江苏护理职业学院）

委　　　员 吕　凌（徐州医科大学）

王旭峰（南京巨鲨医疗科技有限公司）

孙　静（苏州卫生职业技术学院）

王　莉（江苏卫生健康职业学院）

胡　勇（江苏医药职业学院）

郝　玲（江苏医药职业学院）

熊存全（江苏医药职业学院）

卞龙艳（江苏医药职业学院）

黄　诚（江苏医药职业学院）

张　虎（江苏医药职业学院）

丁世彬（江苏医药职业学院）

张慧丽（江苏医药职业学院）

周　慧（江苏医药职业学院）

江　沛（江苏医药职业学院）

郝军燕（江苏医药职业学院）

前 言

国家基本公共卫生服务项目是促进全民健康、基本公共卫生服务公平可及的一项长期制度安排。国家基本公共卫生服务是针对当前城乡居民存在的主要健康问题，以儿童、孕产妇、老年人、慢性病患者为重点人群，面向全体居民免费提供的最基本的公共卫生服务，是覆盖全人群全生命周期的健康服务。通过开展国家基本公共卫生服务项目能增强居民健康意识，梳理自我健康管理理念；提高居民健康素质，重点关注特殊人群健康；改善饮食结构等健康因素，积极改变不良的生活方式；预防和控制传染病及慢性病的发生和流行。国家基本公共卫生服务的实施，为促进我国基本公共卫生服务均等化，改善城乡居民健康状况，提高居民健康水平发挥出积极作用。

“国家基本公共卫生服务”是高校预防医学及相关专业专科学生的核心课程。本教材编写依据《国家基本公共卫生服务规范》(第3版)及国家卫健委调整的部分工作内容，详细介绍了国家基本公共卫生服务项目共计12项，内容涵盖居民健康档案管理服务、健康教育服务、预防接种服务、0～6岁儿童健康管理服务、孕产妇健康管理服务、老年人健康管理服务、高血压患者和2型糖尿病患者健康管理服务、严重精神障碍患者管理服务、肺结核患者健康管理服务、老年人和0～36个月儿童中医药健康管理服务、传染病及突发公共卫生事件报告和处理服务、卫生计生监督协管服务等。同时，还介绍了《中国公民健康素养——基本知识与技能(2024年版)》《高血压营养与运动指导原则(2024年版)》《高血糖症营养和运动指导原则(2024年版)》等内容。

限于学术水平与经验，书中难免有不足甚至错误之处，恳请各位同仁和读者提出宝贵意见，以便再版时修订提高。

编　者

2024年9月

目 录

第一章　绪　论

PPT

学习目标

知识目标： 通过本章的学习，应能掌握初级卫生保健的内容、疾病三级预防策略的内容、基本公共卫生服务的项目内容；熟悉初级卫生保健的概念，基本公共卫生服务的定义和意义；了解开展基层基本公共卫生服务的意义。

技能目标： 在整体学习基础上，能运用有关概念、定义和相关内容开展健康教育。

素质目标： 通过本章学习，树立“人人享有卫生保健”的卫生战略和卫生保健意识。

情境导入

情境： 小马是乡镇卫生院预防保健科的一名医生，除了在医院开展疾病诊治工作外，他还经常到卫生院所辖村的居民家中为居民建立健康档案，为居民测量血压等。

思考： 1. 马医生为什么会上门到居民家中为居民建立健康档案？

2. 马医生上门为居民建立健康档案和测量血压等是否会收费？

3. 什么样的人群需要建立健康档案？

推进健康中国建设，是全面建成小康社会、基本实现社会主义现代化的重要基础，是全面提升中华民族健康素质、实现人民健康与经济社会协调发展的国家战略。我国一直坚持“预防为主，医防结合”的策略，因此疾病预防控制是以基层为重点。《“健康中国2030”规划纲要》提出“以基层为重点，以改革创新为动力，预防为主，中西医并重，将健康融入所有政策，人民共建共享”的卫生与健康工作方针。

第一节　初级卫生保健

2023年世界卫生组织（WHO）的数据显示：全球超过10亿人因自付医疗支出（占家庭预算的10%或更多）而面临陷入贫困的风险。到2030年，在低收入和中等收入国家扩大初级卫生保健干预措施可以挽救6000万人的生命，并将平均预期寿命提高3.7岁。全民健康覆盖的大多数（90%）基本干预措施都可以采用初级卫生保健方法进行。

一、初级卫生保健的定义

1949年以来，我国始终把卫生健康放在国家发展的优先位置，逐渐走出了一条适合我国国情的初级卫生保健之路。初级卫生保健在我国历史较长，20世纪50年代初至70年代后期三级医疗预防保健网、“赤脚医生”、合作医疗和中西医结合制度，是当时具有中国特色的初级卫生保健经验。

1978年9月，世界卫生组织（WHO）在国际初级卫生保健会议上发表了《阿拉木图宣言》，提出了推行初级卫生保健是实现“人人享有卫生保健”目标的基本策略和根本途径。《阿拉木图宣言》将初级卫生保健定义为：基于切实可行、学术可靠而又为社会所接受的方法和技术，通过个人、家庭和社区的积极参与，本着自力更生及自觉精神在各个发展阶段惠及所有人，其费用也是国家和个人能够担负得起的。

2018年全球初级卫生保健大会通过的《阿斯塔纳宣言》重申了初级卫生保健是实现联合国2030年可持续发展目标和全民健康覆盖的基石，强调初级卫生保健由3个部分组成，即：①通过多部门政策和行动应对各种健康决定因素；②使个人、家庭和社区能够掌控自己的健康；③通过在整个生命期中全面的健康促进、保护、预防、治疗、康复和姑息治疗，确保人的健康需求得到满足。宣言特别强调针对群体的公共卫生服务和基于个体的初级卫生保健服务的互补，通过整合和协调群体与个体的服务从而加强卫生系统的作用。

知识链接

《阿斯塔纳宣言》全球承诺，人人享有初级卫生保健服务

在2018年全球初级卫生保健会议上，世界卫生组织197个成员国一致通过了《阿斯塔纳宣言》，并在四个关键领域作出了承诺：在所有部门为增进健康做出大胆的政治选择；建立可持续的初级卫生保健服务；增强个人和社区权能；使利益攸关方的支持与国家政策、战略和计划保持一致。推动初级卫生保健取得的成功因素将包括五个方面。

（1）知识和能力建设　将运用知识，包括科学知识和传统知识，来加强初级卫生保健，改善健康结果。

（2）卫生人力资源　将继续投资于初级卫生保健人力资源的教育、培训、招聘、发展、激励和留用措施，使这支队伍具备适当的技能组合。

（3）技术　支持使用优质、安全、有效和负担得起的药物（适当时包括传统药物）、疫苗、诊断和其他技术，从而推广和扩大对一系列卫生保健服务的获取。

（4）融资　呼吁所有国家继续投资于初级卫生保健以改善健康结果。努力使国家卫生系统具备可持续的资金、效率和抵御能力，根据具体国情适当为初级卫生保健分配资源。

（5）增强个人和社区权能　支持个人、家庭、社区和民间社会的参与，鼓励其参与制订和实施对健康有影响的政策和计划。促进提高健康素养，努力满足个人和社区对可靠健康信息的期望。

二、初级卫生保健的内容

（一）初级卫生保健的四个方面

1. 健康教育和健康促进　通过健康教育和各种环境支持，促使人们自觉改变不良的行为生活方式，控制、减轻和消除危害健康的因素，提高健康水平。

2. 预防保健　采取积极有效的措施，预防各种疾病的发生、发展和流行，对重点特殊人群开展有针对性的保健服务。

3. 合理治疗　以基层医疗机构（社区卫生服务中心或乡镇卫生院）为核心，为社区居民提供及时有效的基本治疗服务，防止疾病恶化，争取早日痊愈。

4. 社区康复　对已经确诊的患者，要积极采取措施防止并发症和残疾。对丧失了正常功能或功能上有缺陷的残疾者，通过医学的、教育的、职业的和社会的综合措施，尽量恢复其功能，使他们重新获得生活、学习和参加社会活动的能力。

（二）初级卫生保健的八项要素

1. 对当前主要卫生问题及其预防和控制方法的健康教育。
2. 改善食品供应和合理营养，供应足够的安全卫生用水。
3. 基本环境卫生。
4. 妇幼保健和计划生育。
5. 主要传染病的预防接种。
6. 地方病的预防和控制。
7. 常见病和外伤的合理治疗。
8. 提供基本药物。

第二节　疾病三级预防策略

疾病有发生、发展和转归（恶化）的自然过程，在疾病不同阶段的预防所产生的效果和效益是不同的。三级预防正是基于这种策略的预防疾病的思想，体现了对个体和群体在疾病发生各个阶段的全方位预防策略。

一、一级预防

一级预防（又称病因预防）是针对致病因素或健康危险因素而采取措施。一级预防是根本性的预防，它的主要任务是针对疾病发生的生理、物理、化学和社会因素提出综合性的预防措施，改善生产和生活环境，消除致病因素。主要措施包括卫生立法、改善环境卫生、免疫接种、普及卫生知识、加强健康教育、合理营养和改变不良生活行为方式等。

二、二级预防

二级预防（也称临床前期预防）是通过病例的筛查，早期发现、早期诊断和早期治疗（即“三早”），以促使机体的功能完全恢复。二级预防对控制传染病流行的积极意义在于能及早发现和控制传染源。大多慢性病是致病因素经过长期作用的结果，而且疾病的发展过程较长。子宫颈癌从原位癌发展到浸润癌，要长达十几年时间，诊断时期愈早，预后愈好。

三、三级预防

三级预防（也称临床期的预防）是对已患某些病者采取及时的、有效的治疗措施，防止病情恶化，预防并发症或伤残；对已丧失劳动力或残废者，主要是促进功能恢复、心理康复，进行家庭护理指导，使患者尽量恢复生活和劳动能力，并能参加社会活动及延长寿命。其主要措施是治疗和康复。

第三节　基本公共卫生服务概述

为了规范基层医疗卫生机构的服务项目，国家卫生主管部门组织制定了《国家基本公共卫生服务规范》（简称《规范》），作为社区卫生服务中心、乡镇卫生院、村卫生室等城乡基层医疗卫生服务机构为居民免费提供基本公共卫生服务项目的参考依据。地方各级卫生行政部门可根据《规范》的基本要求，结合当地实际情况制定本地区的基本公共卫生服务规范，并且国家卫健委每年都会发布当年“关于做好当年基本公共卫生服务项目工作的通知”，调整部分工作内容。

一、基本公共卫生服务的定义

基本公共卫生服务是由社区卫生服务中心、乡镇卫生院、村卫生室等城乡基层医疗卫生机构负责组织实施的，面向全体居民的、免费的、以预防和控制疾病为主要目的的、最基本的公共卫生干预措施。基本公共卫生服务的特征是：服务免费，费用由政府承担，服务直接面向基层群众。《规范》中明确了基本公共卫生服务的服务对象、服务内容、服务流程、服务要求与工作目标，凡具有中国国籍的公民，无论是城市或农村、户籍或非户籍的常住人口，都能享受国家基本公共卫生服务。

二、开展基本公共卫生服务的目的和意义

基本公共卫生服务项目覆盖全体居民，是由政府购买的公共卫生服务、基层医疗机构组织实施、居民免费享受的国家基本卫生保健制度，是党和政府实施的一项惠民政策。基本公共卫生服务是我国医疗卫生体制改革的重要内容，是落实“预防为主、维护健康”的制度和医疗卫生策略。《规范》的颁布为我国各医疗机构开展健康服务，保障基本医疗卫生服务人人享有，保证公共卫生服务均等化提供了指导性文件。

三、国家基本公共卫生服务项目

2009年我国启动了基本公共卫生服务项目。2024年，国家基本公共卫生服务经费人均财政补助为94元，国家基本公共卫生服务项目为基层为主的国家基本公共卫生服务项目和不限于基层医疗卫生机构实施的服务项目。广泛开展的国家基本公共卫生服务项目包括：①居民健康档案管理；②健康教育；③预防接种；④0～6岁儿童健康管理；⑤孕产妇健康管理；⑥老年人健康管理；⑦慢性病患者健康管理；⑧严重精神障碍患者管理；⑨肺结核患者健康管理；⑩中医药健康管理；⑪传染病及突发公共卫生事件报告和处理；⑫卫生计生监督协管；⑬免费发放避孕药具；⑭健康素养促进行动。

2024年基本公共卫生服务项目主要包括以下内容：一是结合基本公共卫生服务项目中传染病及突发公共卫生事件报告和处理，切实做好疫情防控相关工作，统筹实施好居民健康档案管理，健康教育，预防接种，0～6岁儿童、孕产妇、老年人、高血压及2型糖尿病等慢性病患者、严重精神障碍患者、肺结核患者健康管理，中医药健康管理，卫生监督协管等服务项目，同时将慢性阻塞性肺疾病患者健康管理服务纳入国家基本公共卫生服务项目；二是不限于基层医疗卫生机构实施的地方病防治、职业病防治、人禽流感防控、鼠疫防治、国家卫生应急队伍运维保障、农村妇女“两癌”检查、基本避孕服务、脱贫地区儿童营养改善、脱贫地区新生儿疾病筛查、增补叶酸预防神经管缺陷、国家免费妊娠前优生健康检查、地中海贫血防控、食品安全标准跟踪评价、健康素养促进、老年健康与医养结合服务、卫生健康项目监督等服务内容，相关工作按照原途径推动落实，确保服务对象及时获得相应的基本公共卫生服务。同时，为落实《中共中央　国务院关于优化生育政策促进人口长期均衡发展的决定》（以下简称《决定》），新增优化生育政策相关服务内容。

重点小结

本章重点介绍了初级卫生保健、疾病三级预防策略、基本公共卫生服务的项目内容，详述了基本公共卫生服务的定义和开展基本公共卫生服务的意义。

目标检测

参考答案

一、选择题

1. 世界卫生组织首次提出初级保健的会议是（　）

A. 1967年WHO初级卫生保健会议　B. 1978年《阿拉木图宣言》

C. 1987年WHO初级卫生保健会议　D. 1977年WHO初级卫生保健会议

E. 2018年《阿拉木图宣言》

2. 我国启动基本公共卫生服务项目的时间是（　）

A. 1977年　B. 2001年

C. 2018年　D. 2009年

E. 2022年

3. 公共卫生服务项目面向的人群是（　）

A. 居民健康管理档案　B. 儿童健康管理

C. 中医药健康管理　D. 糖尿病患者健康管理

E. 全体居民

4. 关于初级卫生保健正确的理解是（　）

A. 是满足居民最低要求的卫生保健　B. 是最低级的卫生保健

C. 人人均能受益的最基本服务　D. 不稳定的健康服务

E. 居民购买的健康服务

5. 国家基本公共卫生服务项目不包括（　）

A. 孕产妇管理　B. 0～6岁儿童健康管理

C. 临终关怀管理　D. 严重精神障碍患者管理

E. 中医药健康管理

二、思考题

简述三级预防措施的内容。

第二章　基本公共卫生服务技术

学习目标

知识目标：通过本章的学习，应能掌握居民健康档案的建设环节和使用方法，健康教育的对象、内容和步骤，预防接种的服务对象及预防接种实施的环节，传染病和突发公共卫生事件报告流程和处理方法；熟悉居民健康档案的定义、内容和建档原则，健康教育的概念、任务和工作指标，疑似预防接种异常反应的监测与处置，传染病及突发公共卫生事件的报告和处理的工作指标；了解建立健康档案的目的与意义，健康教育的目的及原则；了解疫苗、冷链和常规接种等基本概念；传染病及突发公共卫生事件的定义和分类。

技能目标：在整体学习基础上，能运用所学知识按照规范要求完整规范的建立居民健康档案；能够进行有效的人际交流技巧，准确地评估居民的健康需求及合理地制定健康教育计划并且能采用不同的健康教育服务形式开展健康教育活动；能熟练开展预防接种的基本操作；能在规定时间内及时报告传染病和突发公共卫生事件。

素质目标：通过本章学习，树立“大卫生，大健康”的基层卫生工作服务理念。维护广大居民的健康利益，具有为基层卫生事业奋斗终身的理想和信念；具有踏实认真的工作态度和严肃认真、规范条理的工作作风；同时树立严守医风医德的意识。

情境导入

情境：王先生的孙子从外省来辖区上幼儿园，王先生的儿子和儿媳妇一起来到辖区居住。王先生特别高兴，晚上吃饭喝了二两白酒；王先生之前体检发现血压有点高，今早他觉得头晕，来到辖区社区卫生服务中心进行咨询。

思考：1. 作为一名全科医生应该如何处理？

2. 是否需要为王先生儿子一家人建立居民健康档案？

PPT

第一节　居民健康档案管理服务技术

城乡居民健康档案是医疗卫生机构为城乡居民提供医疗卫生服务过程中的规范记录，是以居民个人健康为核心、贯穿整个生命过程、涵盖各种健康相关因素，满足居民自我保健和健康管理、健康决策需要的系统化信息资源。居民个人健康档案是指一个人从出生到死亡的整个过程中，其健康的发展变化情况以及所接受的各项卫生服务记录的总和，具体包括个人基本信息和主要卫生服务记录两部分内容。①个人基本信息反映居民个人特征，贯穿整个生命过程，主要包括人口学信息、社会经济学信息以及基本健康信息。②主要卫生服务记录是对个人一生中所发生卫生事件的详细记录，主要包括健康体检、重点人群健康管理记录和其他医疗卫生服务记录；记录内容涵盖儿童保健、妇女保健、疾病控制、疾病管理和医疗服务五大方面。

一、居民健康档案的建立

（一）明确建档对象

辖区内常住居民（指居住6个月以上的户籍及非户籍居民），以0～6岁儿童、孕产妇、老年人、慢性病患者、严重精神障碍患者和肺结核患者等人群为重点。

（二）居民健康档案的内容

居民健康档案是居民各类健康服务过程的规范、科学记录，贯穿整个生命过程，是满足居民自我保健和健康管理、健康决策需要的基础信息资源。居民健康档案的内容包括个人基本信息、健康体检、重点人群健康管理记录和其他医疗卫生服务记录。

1. 个人基本信息 包含姓名、性别、民族等人口学信息和既往史、家族史等基本健康信息。

2. 健康体检 包括一般健康检查、生活方式、健康状况、疾病用药情况、健康评价等。

3. 重点人群健康管理记录 指依据国家基本公共卫生服务项目要求的0～6岁儿童、孕产妇、老年人、慢性病、严重精神障碍和肺结核患者等人群的健康管理记录。

4. 其他医疗卫生服务记录 指上述记录之外的其他接诊、转诊、会诊记录等。

（三）建立居民健康档案

城乡居民健康档案坚持以基层卫生服务机构建档为主，其他医疗保健机构为辅。

1. 辖区居民到基层卫生服务机构接受服务时，医务人员应主动宣传和耐心解释健康档案的作用，居民自愿建立健康档案。由乡镇卫生院、村卫生室、社区卫生服务中心（站）的医务人员负责为其建立居民健康档案，并记录其主要健康问题和填写相应服务记录，为居民填写并发放居民健康档案信息卡。建立电子档案的地区，逐步为服务对象制作发放居民健康卡，取代居民健康档案信息卡。

2. 可通过入户服务（调查）、疾病筛查、健康体检、门诊接诊等方式，由基层卫生服务机构组织医务人员在居民家中或诊疗工作现场分期、分批建立健康档案。

3. 将医疗卫生服务过程中填写的健康档案相关记录表单，装入居民健康档案统一存放。

（四）建立健康档案的意义

1. 为居民提供科学、规范的健康管理和健康监测　完整、系统的健康档案，能够帮助医务人员全面和系统地了解患者的健康问题，有助于帮助医务人员做出正确的临床决策，有助于发现患者现存的健康危险因素和疾病，及时为患者及其家庭提供科学规范的健康管理和健康监测。

2. 为实现社区卫生服务规范化提供保障　通过建立健康档案，可及时收集居民健康信息，为居民提供便捷的健康服务，实现社区卫生服务规范化。

3. 为社区诊断和解决社区居民的主要健康问题提供依据。

（五）建立健康档案的基本原则

1. 政策引导，居民自愿原则。
2. 突出重点，循序渐进原则。
3. 规范建档，有效使用原则。
4. 资源整合，信息共享原则。

二、居民健康档案的使用

（一）入户服务

入户开展医疗卫生服务时，医务人员应事先查阅服务对象的健康档案并携带相应表单，在服务过程中记录、补充相应内容。

（二）复诊

已建立居民健康档案的居民到基层医疗卫生服务机构复诊时，在调取其健康档案后，由接诊医生根据复诊情况及时更新相应医疗服务记录。

（三）转诊、会诊

对于需要转诊、会诊的服务对象，由接诊医生填写转诊、会诊记录。

（四）其他情况

所有健康服务记录由医务人员或档案管理人员统一汇总、及时归档。

三、居民健康档案的终止和保存

居民健康档案终止的缘由包括死亡、迁出、失访等，均需记录日期。对于迁出辖区的还要记录迁往地点的基本情况、档案交接记录等。纸质档案应逐步过渡到电子健康档案，纸质和电子健康档案由健康档案管理单位（即居民死亡或失访前管理其健康单位的情况）参照现有规定中的病例保存年限、方式负责保存。

四、居民健康档案建立的服务流程

（一）居民基本公共卫生服务流程

1. 确定建档对象流程图 如图2-1所示。

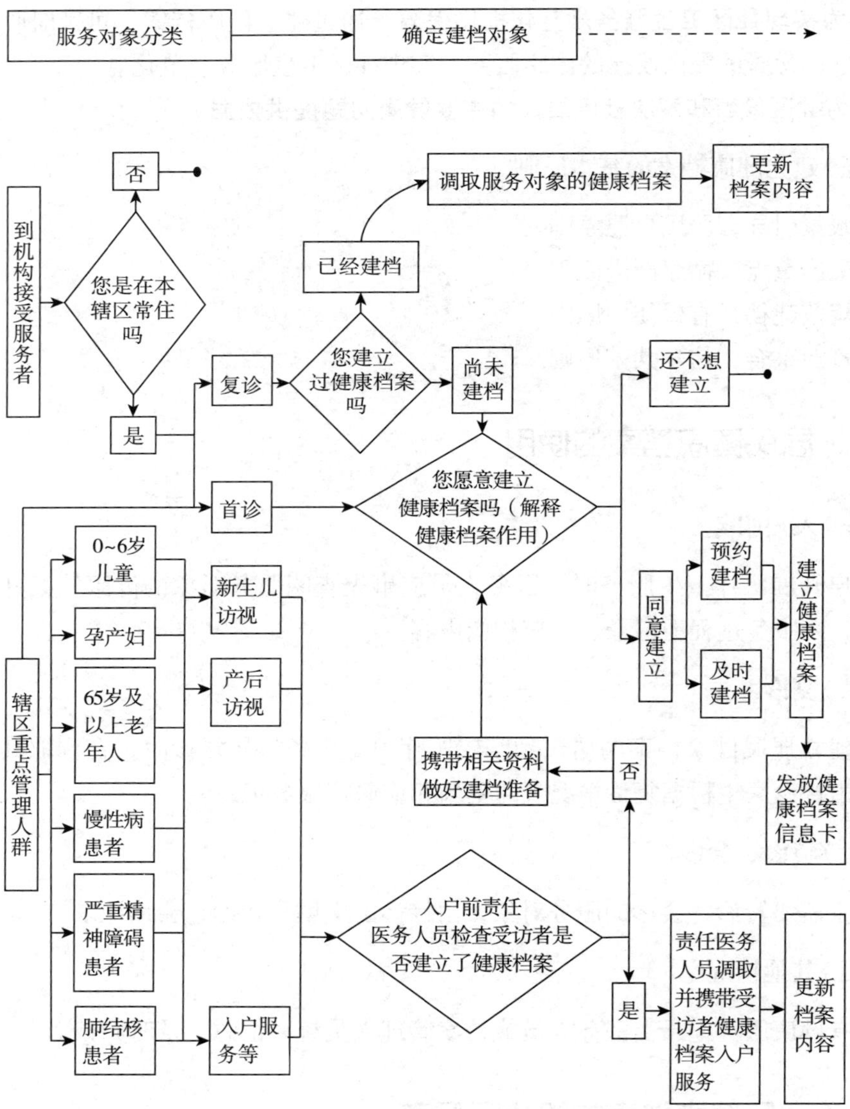

图2-1　确定建档对象流程图

2. 居民健康档案管理流程　如图2–2所示。

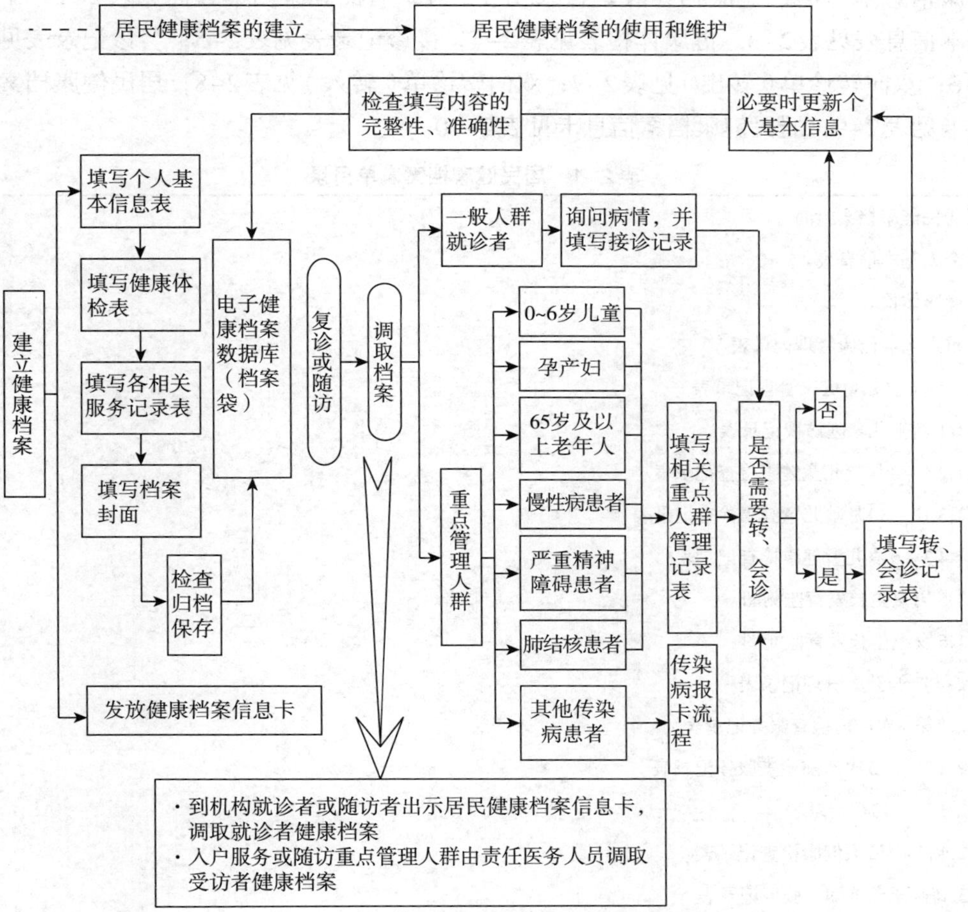

图2–2　居民健康档案管理流程图

（二）居民健康档案管理服务工作指标

1. 健康档案建档率=建档人数/辖区内常住居民数×100%

注：建档指完成健康档案封面和个人基本信息表，其中0～6岁儿童不需要填写个人基本信息表，其基本信息填写在“新生儿家庭访视记录表”上。

2. 电子健康档案建档率=建立电子健康档案人数/辖区内常住居民数×100%

3. 健康档案使用率=档案中有动态记录的档案份数/档案总份数×100%

注：有动态记录的档案是指1年内与患者的医疗记录相关联的和（或）有符合对应服务规范要求的相关服务记录的健康档案。

五、纸质健康档案填写内容

健康档案填写内容包括六个方面：①居民健康档案封面；②个人基本信息表；

③健康体检表；④重点人群健康管理记录表；⑤其他医疗卫生服务记录表；⑥居民健康信息卡。居民健康档案表单目录见表2-1；居民健康档案封面见表2-2；个人基本信息表见表2-3；健康体检表见表2-4；接诊记录表见表2-5；会诊记录表见表2-6；双向转诊单（转出）见表2-7；双向转诊单（转入）见表2-8；居民健康档案信息卡见表2-9；居民健康档案信息卡见表2-10。

表2-1 居民健康档案表单目录

1.居民健康档案封面
2.个人基本信息表
3.健康体检表
4.重点人群健康管理记录表
4.1 0～6岁儿童健康管理记录表
4.1.1 新生儿家庭访视记录表
4.1.2 1～8月龄儿童健康检查记录表
4.1.3 12～30月龄儿童健康检查记录表
4.1.4 3～6岁儿童健康检查记录表
4.1.5 男童生长发育监测图
4.1.6 女童生长发育监测图
4.2 孕产妇健康管理记录表
4.2.1 第1次产前检查服务记录表
4.2.2 第2～5次产前检查服务记录表
4.2.3 产后访视记录表
4.2.4 产后42天健康检查记录表
4.3 高血压患者随访服务记录表
4.4 2型糖尿病患者随访服务记录表
4.5 严重精神障碍患者管理记录表
4.5.1 严重精神障碍患者个人信息补充表
4.5.2 严重精神障碍患者随访服务记录表
4.6 肺结核患者管理记录表
4.6.1 肺结核患者第一次入户随访记录表
4.6.2 肺结核患者随访服务记录表
4.7 中医药健康管理服务记录表
4.7.1 老年人中医药健康管理服务记录表
4.7.2 儿童中医药健康管理服务记录表
5.其他医疗卫生服务记录表
5.1 接诊记录表
5.2 会诊记录表
6.居民健康信息卡

表2-2　居民健康档案封面

编号□□□□□□-□□□-□□□-□□□□□

居民健康档案

姓　名:________

现住址:________

户籍地址:________

联系电话:________

乡镇(街道)名称:________

村(居)委会名称:________

建档单位:________

建 档 人:________

责任医生:________

建档日期:____年____月____日

表2-3　个人基本信息表

姓名:　　　　　　　　　　　　　　　　编号□□□-□□□□□

性别	1.男　2.女　9.未说明的性别　0.未知的性别 □			出生日期	□□□□□□□□
身份证号			工作单位		
本人电话		联系人姓名		联系人电话	
常住类型	1.户籍　2.非户籍　□		民族	01 汉族　99 少数民族____	
血型	1. A型　2. B型　3. O型　4. AB型　5.不详/Rh: 1.阴性　2.阳性　3.不详　□/□				
文化程度	1.研究生　2.大学本科　3.大学专科和专科学校　4.中等专业学校　5.技工学校　6.高中　7.初中　8.小学　9.文盲或半文盲　10.不详　□				
职业	0.国家机关、党群组织、企业、事业单位负责人　1.专业技术人员　2.办事人员和有关人员　3.商业、服务业人员　4.农、林、牧、渔、水利业生产人员　5.生产、运输设备操作人员及有关人员　6.军人　7.不便分类的其他从业人员　8.无职业　□				
婚姻状况	1.未婚　2.已婚　3.丧偶　4.离婚　5.未说明的婚姻状况　□				
医疗费用支付方式	1.城镇职工基本医疗保险　2.城镇居民基本医疗保险　3.新型农村合作医疗　4.贫困救助　5.商业医疗保险　6.全公费　7.全自费　8.其他____　□/□/□				
药物过敏史	1.无　2.青霉素　3.磺胺　4.链霉素　5.其他____　□/□/□/□				
暴露史	1.无　2.化学品　3.毒物　4.射线　□/□/□				

续表

<table>
<tr><td rowspan="4">既往史</td><td>疾病</td><td colspan="3">1.无 2.高血压 3.糖尿病 4.冠心病 5.慢性阻塞性肺疾病 6.恶性肿瘤______
7.脑卒中 8.严重精神障碍 9.结核病 10.肝炎 11.其他法定传染病
12.职业病____________ 13.其他__________
□确诊时间 年 月/□确诊时间 年 月/□确诊时间 年 月
□确诊时间 年 月/□确诊时间 年 月/□确诊时间 年 月</td></tr>
<tr><td>手术</td><td colspan="3">1.无 2.有：名称①____时间______ ②名称①____时间________ □</td></tr>
<tr><td>外伤</td><td colspan="3">1.无 2.有：名称①____时间______ ②名称①____时间________ □</td></tr>
<tr><td>输血</td><td colspan="3">1.无 2.有：名称①____时间______ ②名称①____时间________ □</td></tr>
<tr><td rowspan="3">家族史</td><td>父亲</td><td>□/□/□/□/□/□____</td><td>母亲</td><td>□/□/□/□/□/□____</td></tr>
<tr><td>兄弟姐妹</td><td>□/□/□/□/□/□____</td><td>子女</td><td>□/□/□/□/□/□____</td></tr>
<tr><td colspan="4">1.无 2.高血压 3.糖尿病 4.冠心病 5.慢性阻塞性肺疾病 6.恶性肿瘤 7.脑卒中
8.严重精神障碍 9.结核病 10.肝炎 11.先天畸形 12.其他__________</td></tr>
<tr><td>遗传病史</td><td colspan="4">1.无 2.有：疾病名称__________</td></tr>
<tr><td>残疾情况</td><td colspan="4">1.无残疾 2.视力残疾 3.听力残疾 4.言语残疾 5.肢体残疾
6.智力残疾 7.精神残疾 8.其他残疾________________ □/□/□/□/□/□</td></tr>
<tr><td rowspan="5">生活环境</td><td>厨房排风设施</td><td colspan="3">1.无 2.油烟机 3.换气扇 4.烟</td></tr>
<tr><td>燃料类型</td><td colspan="3">1.液化气 2.煤 3.天然气 4.沼气 5.柴火 6.其他 □</td></tr>
<tr><td>饮水</td><td colspan="3">1.自来水 2.经净化过滤的水 3.井水 4.河湖水 5.塘水 6.其他 □</td></tr>
<tr><td>厕所</td><td colspan="3">1.卫生厕所 2.一格或二格式粪池 3.马桶 4.露天粪坑 5.简易棚厕 □</td></tr>
<tr><td>禽畜栏</td><td colspan="3">1.无 2.单设 3.室内 4.室外 □</td></tr>
</table>

填表说明：

1. 居民首次建立健康档案时填写本表。如果居民的个人信息有所变动，可在原条目处修改，并注明修改时间或重新填写。若失访，在空白处写明失访原因；若死亡，写明死亡时间和死亡原因。若迁出，记录迁往地点基本情况，填写档案交接表。0～6岁儿童无须填写该表。

2. 性别：按照国标分为未知的性别、男、女及未说明的性别。

3. 出生日期：根据居民身份证的出生日期，按照年（4位数字）、月（2位数字）、日（2位数字）顺序填写，如20240101。

4. 工作单位：应填写目前所在工作单位的全称。离退休者填写最后工作单位的全称，下岗待业或无工作经历者需具体注明。

5. 联系人姓名：填写与建档对象关系密切的亲友姓名。

6. 民族：少数民族应填写全称，如彝族、回族等。

7. 血型：在前一个“□”内填写与ABO血型对应的编号的数字；在后一个“□”内填写与“Rh”血型对应编号的数字。

8. 文化程度：指截至建档时间，本人接受国内外教育所取得的最高学历或现有水平所相当的学历。

9. 药物过敏史：表中药物过敏主要列出青霉素、磺胺或者链霉素过敏，如有其他药物过敏，请在其他栏中写明名称。

10. 既往史

①疾病：填写现在和过去曾经患过的某种疾病，包括建档时还未治愈的慢性病或某些反复发作的疾病，并写明确诊时间；如有恶性肿瘤，请写明具体的部位或疾病名称；如有职业病，请填写具体名称。对于经医疗单位明确诊断的疾病都应以一级及以上医院的正式诊断为依据，有病史卡的以卡上的疾病名称为准，没有病史卡的应有证据证明是经过医院明确诊断的。疾病可以多选。

②手术：填写曾经接受过的手术治疗。如有，应填写具体手术名称和手术时间。

③外伤：填写曾经发生过的后果比较严重的外伤经历。如有，应填写具体外伤名称和发生事件。

④输血：填写曾经接受过的输血情况。如有，应填写具体的输血原因和发生时间。

11. 家族史：指直系亲属（父亲、母亲、兄弟姐妹、子女）中是否患过所列出的具有遗传性或遗传倾向的疾病或出现过相应的症状。有则选择具体疾病名称对应编号的数字，可以多选；没有列出的请在“其他”中写明。

12. 生活环境：农村地区在建立居民健康档案时需根据实际情况选择填写此项。

表2-4 健康体检表

姓名：　　　　　　　　　　　　　　编号□□□-□□□□□

<table>
<tr><td colspan="2">体检日期</td><td>年　月　日</td><td>责任医生</td><td colspan="3"></td></tr>
<tr><td>内容</td><td colspan="6">检查项目</td></tr>
<tr><td>症状</td><td colspan="6">1.无症状 2.头痛 3.头晕 4.心悸 5.胸闷 6.胸痛 7.慢性咳嗽 8.咳痰 9.呼吸困难
10.多饮 11.多尿 12.体重下降 13.乏力 14.关节肿痛 15视力模糊 16.手脚麻木
17.尿急 18.尿痛 19.便秘 20.腹泻 21.恶心呕吐 22.眼花 23.耳鸣 24.乳房胀痛
25.其他＿＿＿＿＿＿＿＿＿＿＿＿＿＿＿＿
□/□/□/□/□/□/□/□/□/□</td></tr>
<tr><td rowspan="10">一般状况</td><td>体　温</td><td>℃</td><td>脉　率</td><td colspan="3">次/分</td></tr>
<tr><td rowspan="2">呼吸频率</td><td rowspan="2">次/分</td><td rowspan="2">血　压</td><td>左侧</td><td colspan="2">/　mmHg</td></tr>
<tr><td>右侧</td><td colspan="2">/　mmHg</td></tr>
<tr><td>身　高</td><td>cm</td><td>体　重</td><td colspan="3">kg</td></tr>
<tr><td>腰　围</td><td>cm</td><td>体质指数（BMI）</td><td colspan="3">kg/m²</td></tr>
<tr><td>老年人健康状态自我评估*</td><td colspan="4">1.满意 2.基本满意 3.说不清楚 4.不太满意 5.不满意</td><td>□</td></tr>
<tr><td>老年人生活自理能力自我评估*</td><td colspan="4">1.可自理（0～3分） 2.轻度依赖（4～8分）
3.中度依赖（9～18分） 4.不能自理（≥19分）</td><td>□</td></tr>
<tr><td>老年人认知功能*</td><td colspan="4">1.粗筛阴性
2.粗筛阳性，简易智力状态检查，总分＿＿＿＿</td><td>□</td></tr>
<tr><td>老年人情感状态*</td><td colspan="4">1.粗筛阴性
2.粗筛阳性，老年人抑郁评分检查，总分＿＿＿＿</td><td>□</td></tr>
</table>

续表

生活方式	体育锻炼	锻炼频率	1.每天 2.每周一次以上 3.偶尔 4.不锻炼 □
		每次锻炼时间	分钟 坚持锻炼时间 年
		锻炼方式	
	饮食习惯	1.荤素均衡 2.荤食为主 3.素食为主 4.嗜盐 5.嗜油 6.嗜糖 □/□/□	
	吸烟情况	吸烟状况	1.从不吸烟 2.已戒烟 3.吸烟 □
		日吸烟量	平均____支
		开始吸烟年龄	____岁 戒烟年龄 ____岁
	饮酒情况	饮酒频率	1.从不 2.偶尔 3.经常 4.每天 □
		日饮酒量	平均____两
		是否戒酒	1.未戒酒 2.已戒酒，戒酒年龄：____岁 □
		开始饮酒年龄	____岁 近一年内是否曾醉酒 1.是 2.否 □
		饮酒种类	1.白酒 2.啤酒 3.红酒 4.黄酒 5.其他____ □/□/□/□
	职业病危害因素接触史	1.无 2.有（工种____从业时间____年） □ 毒物种类 粉尘____ 防护措施1无2有____ □ 放射物质____ 防护措施1无2有____ □ 物理因素____ 防护措施1无2有____ □ 化学物质____ 防护措施1无2有____ □ 其他____ 防护措施1无2有____ □	
脏器功能	口 腔	口唇 1.红润 2.苍白 3.发绀 4.皲裂 5.疱疹 □ 齿列 1.正常 2.缺齿 ─┼─ 3.龋齿 ─┼─ 4.义齿（假牙）─┼─ □/□/□ 咽部 1.无充血 2.充血 3.淋巴滤泡增生 □	
	视 力	左眼____ 右眼____ （矫正视力：左眼____ 右眼____）	
	听 力	1.听见 2.听不清或无法听见 □	
	运动功能	1.可顺利完成 2.无法独立完成任何一个动作 □	
查体	眼 底*	1.正常 2.异常____ □	
	皮 肤	1.正常 2.潮红 3.苍白 4.发绀 5.黄染 6.色素沉着 7.其他____ □	
	巩 膜	1.正常 2.黄染 3.充血 4其他____ □	
	淋巴结	1.未触及 2.锁骨上 3.腋窝 4.其他____ □	
	肺	桶状胸：1.否 2.是 □	
		呼吸音：1.正常 2.异常____ □	
		罗 音：1.无 2.干啰音 3.湿啰音 4.其他____ □	
	心 脏	心率：____次/分钟 心律：1.齐 2.不齐 3.绝对不齐 □ 杂音：1.无 2.有____ □	

续表

查体	腹　部		压痛：1.无　2.有________ 包块：1.无　2.有________ 肝大：1.无　2.有________ 脾大：1.无　2.有________ 移动性浊音：1.无　2.有________	□ □ □ □ □
查体	下肢水肿		1.无　2.单侧　3.双侧不对称　4.双侧对称	□
查体	足背动脉搏动*		1.未触及　2.触及双侧对称　3.触及左侧弱或消失　4.触及右侧弱或消失	□
查体	肛门指诊*		1.未及异常　2.触痛　3.包块　4.前列腺异常　5.其他______	□
查体	乳　腺*		1.未见异常　2.乳房切除　3.异常泌乳　4.乳腺包块　5.其他______	□/□/□/□
查体	妇科*	外阴	1.未见异常　2.异常____________________	□
查体	妇科*	阴道	1.未见异常　2.异常____________________	□
查体	妇科*	宫颈	1.未见异常　2.异常____________________	□
查体	妇科*	宫体	1.未见异常　2.异常____________________	□
查体	妇科*	附件	1.未见异常　2.异常____________________	□
查体	其　他*			
辅助检查	血常规*		血红蛋白________g/L　白细胞________×10^9/L 血小板________×10^9/L 其他____________________________ 白细胞分类：中性粒细胞________　淋巴细胞________　单核细胞________ 嗜酸性粒细胞________　嗜碱性粒细胞________	
辅助检查	尿常规*		尿蛋白________　尿糖________　尿酮体________　尿潜血________ 其他____________________________	
辅助检查	空腹血糖*		________mmol/L 或________mg/dL	
辅助检查	心电图*		1.正常　2.异常____________________	□
辅助检查	尿微量白蛋白*		________mg/dL	
辅助检查	大便潜血*		1.阴性　2.阳性	□
辅助检查	糖化血红蛋白*		________%	
辅助检查	乙型肝炎表面抗原*		1.阴性　2.阳性	□
辅助检查	肝功能*		血清丙氨酸氨基转移酶________U/L　血清天冬氨酸氨基转移酶______U/L 白蛋白____________g/L　总胆红素____________μmol/L 结合胆红素________μmol/L	
辅助检查	肾功能*		血清肌酐________μmol/L　血尿素________mmol/L 血钾浓度________mmol/L　血钠浓度________mmol/L	
辅助检查	血　脂*		总胆固醇______mmol/L　甘油三酯______mmol/L 血清低密度脂蛋白胆固醇________mmol/L 血清高密度脂蛋白胆固醇________mmol/L	

续表

辅助检查	胸部X线片*	1.正常 2.异常________ □
	B 超*	腹部B超 1.正常 2.异常________ □
		其他 1.正常 2.异常________ □
	宫颈涂片*	1.正常 2.异常________ □
	其 他*	
现存主要健康问题	脑血管疾病	1.未发现 2.缺血性卒中 3.脑出血 4.蛛网膜下隙出血 5.短暂性脑缺血发作 6.其他________ □/□/□/□/□
	肾脏疾病	1.未发现 2.糖尿病肾病 3.肾功能衰竭 4.急性肾炎 5.慢性肾炎 6.其他________ □/□/□/□/□
	心脏疾病	1.未发现 2.心肌梗死 3.心绞痛 4.冠状动脉血运重建 5.充血性心力衰竭 6.心前区疼痛 7.其他________ □/□/□/□/□/□
	血管疾病	1.未发现 2.夹层动脉瘤 3.动脉闭塞性疾病 4.其他____ □/□/□
	眼部疾病	1.未发现 2.视网膜出血或渗出 3.视乳头水肿 4.白内障 5.其他________ □/□/□/□
	神经系统疾病	1.未发现 2.有________ □
	其他系统疾病	1.未发现 2.有________ □

住院治疗情况	住院史	入/出院日期	原 因	医疗机构名称	病案号
		/			
		/			
	家 庭	建/撤床日期	原 因	医疗机构名称	病案号
	病床史	/			
		/			

主要用药情况	药物名称	用 法	用量	用药时间	服药依从性 1.规律 2.间断 3.不服药
	1				
	2				
	3				
	4				
	5				
	6				

续表

<table>
<tr><td rowspan="4">非免疫规划预防接种史</td><td>名　称</td><td>接种日期</td><td colspan="2">接种机构</td></tr>
<tr><td>1</td><td></td><td colspan="2"></td></tr>
<tr><td>2</td><td></td><td colspan="2"></td></tr>
<tr><td>3</td><td></td><td colspan="2"></td></tr>
<tr><td>健康评价</td><td colspan="4">1.体检无异常 □
2.有异常
异常1 ________
异常2 ________
异常3 ________
异常4 ________</td></tr>
<tr><td>健康指导</td><td colspan="2">1.纳入慢性病患者健康管理
2.建议复查
3.建议转诊
4.定期体检
□/□/□/□</td><td colspan="2">危险因素控制： □/□/□/□/□/□/□
1.戒烟　2.健康饮酒　3.饮食　4.锻炼
5.减体重（目标______kg）
6.建议接种疫苗________
7.其他________</td></tr>
</table>

填表说明：

1. 本表用于老年人、高血压、2型糖尿病和严重精神障碍患者等的年度健康检查。一般居民的健康检查可参考使用，肺结核患者、孕产妇和0～6岁儿童无须填写该表。

2. 表中带有*号的项目，在为一般居民建立健康档案时不作为免费检查项目，不同重点人群的免费检查项目按照各专项服务规范的具体说明和要求执行。对于不同的人群，完整的健康体检表指按照相应服务规范要求做完相关检查并记录的表格。

3. 一般状况

体质指数（BMI）=体重（kg）/身高的平方（m^2）。

老年人生活自理能力评估：65岁及以上老年人需填写此项，详见老年人健康管理服务规范附件。

老年人认知功能粗筛方法：告诉被检查者“我将要说三件物品的名称（如铅笔、卡车、书），请您立刻重复”。过1分钟后请其再次重复。如被检查者无法立即重复或1分钟后无法完整回忆三件物品名称为粗筛阳性，需进一步行“简易智力状态检查量表”检查。

老年人情感状态粗筛方法：询问被检查者“你经常感到伤心或抑郁吗”或“你的情绪怎么样”。如回答“是”或“我想不是十分好”，为粗筛阳性，需进一步行“老年抑郁量表”检查。

4. 生活方式

体育锻炼：指主动锻炼，即有意识地为强体健身而进行的活动。不包括因工作或其他需要而必须进行的活动，如为上班骑自行车、做强体力工作等。锻炼方式填写最常采用的具体锻炼方式。

吸烟情况：“从不吸烟者”不必填写“日吸烟量”“开始吸烟年龄”“戒烟年龄”等，已戒烟者填写戒烟前相关情况。

饮酒情况：“从不饮酒者”不必填写其他有关饮酒情况项目，已戒酒者填写戒酒前相关情况，“日饮酒量”折合成白酒量（啤酒/10=白酒量，红酒/4=白酒量，黄酒/5=白酒量）。

职业暴露情况：指因患者职业原因造成的化学品、毒物或射线接触情况。如有，需填写具体化学品、毒物、射线名或填不详。

职业病危险因素接触史：指因患者职业原因造成的粉尘、放射物质、物理因素、化学物质的接触情况。如有，需填写具体粉尘、放射物质、物理因素、化学物质的名称或填不详。

5. 脏器功能

视力：填写采用对数视力表测量后的具体数值（五分记录），对佩戴眼镜者，可戴其平时所用眼镜测量矫正视力。

听力：在被检查者耳旁轻声耳语“你叫什么名字”（注意检查时检查者的脸应在被检查者视线之外），判断被检查者听力状况。

运动功能：请被检查者完成以下动作：“两手摸后脑勺”“捡起这支笔”“从椅子上站起，走几步，转身，坐下”判断被检查者运动功能。

6. 查体

如有异常请在横线上具体说明，如可触及的淋巴结部位、个数；心脏杂音描述；肝脾肋下触诊大小等。建议有条件的地区开展眼底检查，特别是针对高血压或糖尿病患者。

眼底：如果有异常，具体描述异常结果。

足背动脉搏动：糖尿病患者必须进行此项检查。

乳腺：检查外观有无异常，有无异常泌乳及包块。

妇科：

外阴——记录发育情况及婚产史（未婚、已婚未产或经产式），如有异常情况请具体描述。

阴道——记录是否通畅，黏膜情况，分泌物量、色、性状以及有无异味等。

宫颈——记录大小、质地、有无糜烂、撕裂、息肉、腺囊肿；有无接触性出血、举痛等。

宫体——记录位置、大小、质地、活动度；有无压痛等。

附件——记录有无块物、增厚或压痛；若扪及肿块，记录其位置、大小、质地；表面光滑与否、活动度、有无压痛以及与子宫及盆壁关系。左右两侧分别记录。

7. 辅助检查

该项目根据各地实际情况及不同人群情况，有选择地开展。老年人，高血压、2型糖尿病和严重精神障碍患者的免费辅助检查项目按照各项规范要求执行。

血常规中的白细胞分类为严重精神障碍患者体检的内容，可以填写绝对值，也可以填写分类百分比。

尿常规中的“尿蛋白、尿糖、尿酮体、尿潜血”可以填写定性检查结果，阴性填“−”，阳性根据检查结果填写“+”“++”“+++”或“++++”，也可以填写定量检查结果，定量结果需写明计量单位。

大便潜血、肝功能、肾功能、胸部X线片、B超检查结果若有异常，请具体描述异常结果。其中B超写明检查的部位。65岁及以上老年人腹部B超为免费检查项目。

其他：表中列出的检查项目以外的辅助检查结果填写在“其他”一栏。

8. 现存主要健康问题：指曾经出现或一直存在，并影响目前身体健康状况的疾病。可以多选。若有高血压、糖尿病等现患疾病或者新增的疾病需同时填写在个人基本信息表既往史一栏。

9. 住院治疗情况：指最近1年内的住院治疗情况。应逐项填写。日期填写年月，年份应写4位。如因慢性病急性发作或加重而住院/家庭病床，请特别说明。医疗机构名称应写全称。

10. 主要用药情况：对长期服药的慢性病患者了解其最近1年内的主要用药情况，西药填写化学名及商品名，中药填写药品名称或中药汤剂，用法、用量按医生医嘱填写，用法指给药途径，如口服、皮下注射等。用量指用药频次和剂量，如每日三次，每次5mg等。用药时间指在此时间段内一共服用此药的时间，单位为年、月或天。服药依从性是指对此药的依从情况，“规律”未按医嘱服药，“间断”为未按医嘱服药，频次或数量不足，“不服药”即为医生开了处方，但患者未使用此药。

11. 非免疫规划预防接种史：填写最近1年内接种的疫苗的名称、接种日期和接种机构。

12. 健康评价：无异常是指无新发疾病原有疾病控制良好无加重或进展，否则为有异常，填写具体异常情况，包括高血压、糖尿病、生活能力，情感筛查等身体和心理的异常情况。

13. 健康指导：纳入慢性病患者健康管理是指高血压、糖尿病、严重精神障碍患者等重点人群定期随访和健康体检。减体重的目标是指根据居民或患者的具体情况，制定下次体检之前需要减重的目标值。

表2-5　接诊记录表

姓名：　　　　　　　　　　　　　　　　　　　　　　　　　　　编号□□□-□□□□□

就诊者的主观资料：

就诊者的客观资料：

评估：

处置计划：

医生签字：

接诊日期：　　年　　月　　日

填表说明：

1. 本表供居民由于急性或短期健康问题接受咨询或医疗卫生服务时使用，以能够如实反映居民接受服务的全过程为目的，根据居民接受服务的具体情况填写。

2. 就诊者的主观资料包括：主诉、咨询问题和卫生服务要求等。

3. 就诊者的客观资料包括：查体、实验室检查、影像学检查等结果。

4. 评估：根据就诊者的主、客观资料做出初步印象、疾病诊断或健康问题评估。

5. 处置计划：指在评估基础上制定的处置计划，包括诊断计划、治疗计划、患者指导计划等。

表2-6　会诊记录表

姓名：　　　　　　　　　　　　　　　　　　　　　　　　　　　编号□□□-□□□□□

会诊原因：

会诊意见：

会诊医生及其所在医疗卫生机构：

医疗卫生机构名称	会诊医生签字		
________	________	________	________
________	________	________	________
________	________	________	________

责任医生：

会诊日期：　　年　　月　　日

填表说明：

1. 本表供居民会诊服务时使用。

2. 会诊原因：责任医生填写患者需会诊的主要情况。

3. 会诊意见：责任医生填写会诊医生的主要处置、指导意见。

4. 会诊医生及其所在医疗卫生机构：填写会诊医生所在医疗卫生机构名称并签署会诊医生姓名。来自同一医疗卫生机构的会诊医生可以只填写一次机构名称，然后在同一行依次签署姓名。

表2-7　双向转诊单（转出）

存根

患者姓名：____________　　性别：__________　　年龄：_________

档案编号：______________　　家庭住址：______________________

联系电话：____________

于____年___月___日因病情需要，转入__________单位__________科室_______接诊医生

转诊医生（签字）：

年　　月　　日

双向转诊（转出）单

________________（机构名称）：

现有患者________性别_________年龄________因病情需要，需转入贵单位，请予以接诊。

初步印象：

主要病史（转出原因）：

主要既往史：

治疗经过：

转诊医生（签字）：

联系电话：

__________（机构名称）

年　　月　　日

填表说明：

1. 本表供居民双向转诊转出时使用，由转诊医生填写。
2. 初步印象：转诊医生根据患者病情做出的初步判断。
3. 主要现病史：患者转诊时存在的主要临床问题。
4. 主要既往史：患者既往存在的主要病史。
5. 治疗经过：经治医生对患者实施的主要诊治措施。

表2-8　双向转诊单（转入）

存根

患者姓名：____________　　性别：__________　　年龄：__________　　病案号：_________

家庭住址：____

联系电话：____________

于____年___月___日因病情需要，转回__________单位__________________接诊医生

转诊医生（签字）：

年　　月　　日

双向转诊（转入）单
______（机构名称）： 现有患者______因病情需要，现转回贵单位，请予以接诊。 诊断结果______　住院病案号______ 主要检查结果： 治疗经过，下一步治疗方案及康复建议： 转诊医生（签字）： 联系电话： ______（机构名称） 年　月　日

填表说明：

1. 本表供居民双向转诊转入时使用，由转诊医生填写。
2. 主要检查结果：填写患者接受检查时的主要结果。
3. 治疗经过：经治医生对患者实施的主要诊治措施。
4. 康复建议：填写经治医生对患者转出后需要进一步治疗及康复提出的指导建议。

表2-9　居民健康档案信息卡

姓名		性别		出生日期	年　月　日
健康档案编号				□□□-□□□□□	
ABO血型	A□　B□　O□　AB□			Rh血型	□Rh阴性　□Rh阳性　□不详
慢性病患者情况： □无　□高血压　□糖尿病　□脑卒中　□冠心病　□哮喘　□职业病　□其他疾病______					
过敏史：					

（反面）

家庭住址		家庭电话	
紧急状况联系人		联系人电话	
建档机构名称		联系电话	
责任医生或护士		联系电话	
其他说明：			

填表说明：

1. 居民健康信息卡为正反两面，根据居民信息如实填写，应与健康档案对应项目的填写内容一致。

2. 过敏史：过敏主要是指青霉素、磺胺、链霉素过敏，如有其他药物或食物等其他物质（如花粉、乙醇、油漆等）过敏，请写明过敏物质名称。

表2-10 居民健康档案信息卡

（正面）

姓名		性别		出生日期	年 月 日
健康档案编号				□□□-□□□□□	
ABO血型	□A □B □O □AB			RH血型	□Rh阴性 □Rh阳性 □不详
慢性病患病情况： □无 □高血压 □糖尿病 □脑卒中 □冠心病 □哮喘 □职业病 □其他疾病________					
过敏史：					

（反面）

家庭住址		家庭电话	
紧急情况联系人		联系人电话	
建档机构名称		联系电话	
责任医生或护士		联系电话	
其他说明：			

填表说明：

1. 居民健康档案信息卡为正反两面，根据居民信息如实填写，应与健康档案对应项目的填写内容一致。

2. 过敏史：过敏主要指青霉素、磺胺、链霉素过敏，如有其他药物或食物等其他物质（如花粉、乙醇、油漆等）过敏，请写明过敏物质名称。

六、电子健康档案填写内容及填写总体要求

居民健康档案是基本公共卫生服务面向城乡居民提供的一项基本服务内容，在为居民提供全生命周期健康管理服务中发挥着基础性载体作用。自2009年启动实施以来，在基层医疗卫生机构普遍开展。随着各地区域全民健康信息平台建设，居民健康档案电子化进程迅速。居民电子健康档案首页是依托区域全民健康信息平台加快实现区域内医疗卫生机构电子病历及妇幼保健、免疫规划、慢病管理、老年健康等重点公共卫生业务系统与居民电子健康档案的信息动态归集和共享，将有关重要健康信息依据统一标准动态提取形成的个人健康档案概要，其功能定位于全生命周期居民电子健康档案的主数据和分布式主索引，是居民电子健康档案跨区域互通共享和规范查询的基本要求与基础支撑。居民健康档案信息卡见表2-11、表2-12。

表2-11 居民电子健康档案首页(参考表单)

健康档案管理状态：□在管 □失访 □死亡　　健康档案编号：□□□□□□□□□□□□□□□□□□□□

<table>
<tr><td rowspan="6">个人健康标识</td><td colspan="8">□0～6岁儿童 □65岁及以上老年人 □孕产妇：□低风险 □一般风险 □较高风险
□高风险</td></tr>
<tr><td colspan="3">慢性病/重点疾病</td><td colspan="5">□高血压 □2型糖尿病 □脑卒中 □冠心病 □脑血管病后遗症
□慢性阻塞性肺疾病 □哮喘 □尿毒症 □恶性肿瘤________
□严重精神障碍 □地方病 □职业病________□失能 □失智
□先天畸形________</td></tr>
<tr><td colspan="3">法定传染病</td><td colspan="5">□肺结核 □肝炎 □其他法定传染病________</td></tr>
<tr><td colspan="3">体重状况</td><td colspan="5">□低 □正常 □超重 □肥胖</td></tr>
<tr><td colspan="2">血型</td><td>ABO血型</td><td colspan="2">□A □B □O □AB
□不详</td><td>Rh血型</td><td colspan="2">□Rh阴性 □Rh阳性 □不详</td></tr>
<tr><td colspan="2">姓名</td><td colspan="2"></td><td>性别</td><td colspan="2">□男 □女 □未说明的性别 □未知的性别</td><td>出生日期</td><td>□□□□年□□月
□□日</td></tr>
<tr><td colspan="2">证件类型</td><td colspan="2"></td><td>证件号码</td><td></td><td colspan="2">工作单位/学校</td><td></td></tr>
<tr><td colspan="2">籍贯</td><td colspan="3"></td><td>出生地</td><td></td><td>民族</td><td>□汉族
□少数民族________</td></tr>
<tr><td colspan="4">档案管理机构名称</td><td colspan="2"></td><td>档案管理机构电话</td><td colspan="2"></td></tr>
<tr><td colspan="4">家庭医生签约</td><td>□是 □否</td><td>家庭医生姓名</td><td></td><td>家庭医生电话</td><td></td></tr>
<tr><td colspan="2">本人电话</td><td colspan="3"></td><td>紧急联系人</td><td colspan="3">①姓名________ 与本人关系________
电话______________
②姓名________ 与本人关系________
电话______________</td></tr>
<tr><td colspan="2">常住类型</td><td colspan="4">□户籍 户籍地址____________________
□非户籍</td><td>常住地址</td><td colspan="2"></td></tr>
<tr><td colspan="2">文化程度</td><td colspan="7">□研究生 □大学本科 □大学专科和专科学校 □中等专业学校 □技工学校 □高中
□初中 □小学 □文盲或半文盲 □不详</td></tr>
<tr><td colspan="2">职业</td><td colspan="7">□党的机关、国家机关、群众团体和社会组织、企事业单位负责人 □专业技术人员 □办事人员和有关人员 □社会生产服务和生活服务人员 □农、林、牧、渔业生产及辅助人员 □生产制造及有关人员 □军队人员 □不便分类的其他从业人员 □无职业 □学生</td></tr>
<tr><td colspan="2">婚姻状况</td><td colspan="7">□未婚 □已婚 □丧偶 □离婚 □未说明的婚姻状况</td></tr>
<tr><td colspan="2">医疗费用支付方式</td><td colspan="7">□城镇职工基本医疗保险 □城乡居民基本医疗保险 □医疗救助 □商业医疗保险
□公费 □自费 □其他________</td></tr>
</table>

续表

<table>
<tr><td rowspan="2">个人健康
服务凭证</td><td>凭证类型</td><td colspan="2">凭证签发机构</td><td colspan="2">凭证签发时间</td><td>凭证有效期</td></tr>
<tr><td></td><td colspan="2"></td><td colspan="2"></td><td></td></tr>
<tr><td>过敏史</td><td colspan="6">□无　□药物过敏：1 青霉素　2 磺胺　3 链霉素　4 其他药物过敏________　□食物过敏
□其他过敏________</td></tr>
<tr><td>暴露史</td><td colspan="6">□无　□化学品　□ 毒物　□射线</td></tr>
<tr><td rowspan="4">既往史</td><td>疾病</td><td colspan="5">1.无　2.有：名称①______时间_______ / 名称②______时间_______ /□</td></tr>
<tr><td>手术</td><td colspan="5">1.无　2.有：名称①______时间_______ / 名称②______时间_______ /□</td></tr>
<tr><td>外伤</td><td colspan="5">1.无　2.有：名称①______时间_______ / 名称②______时间_______ /□</td></tr>
<tr><td>输血</td><td colspan="5">1.无　2.有：名称①______时间_______ / 名称②______时间_______ /□</td></tr>
<tr><td>预防接种史</td><td colspan="6">□无　□有：名称①______时间_______ /名称②______时间________</td></tr>
<tr><td rowspan="3">家族史</td><td>父亲</td><td colspan="2">□/□/□/□/□/□</td><td>母亲</td><td colspan="2">□/□/□/□/□/□</td></tr>
<tr><td>兄弟姐妹</td><td colspan="2">□/□/□/□/□/□</td><td>子女</td><td colspan="2">□/□/□/□/□/□</td></tr>
<tr><td colspan="6">参照“个人健康标识”中的“慢性病/重点疾病”选项</td></tr>
<tr><td>遗传病史</td><td colspan="6">□无　□有：疾病名称____</td></tr>
<tr><td>残疾情况</td><td colspan="6">□无残疾　□视力残疾　□听力残疾　□言语残疾　□肢体残疾　□智力残疾　□精神残疾
□其他残疾________</td></tr>
</table>

填表说明：

1. 本表用于建立居民电子健康档案首页时填写或从已有系统中提取生成，并在与健康档案管理状态对应的“□”内标识（用“√”或颜色填充等，下同）。如果居民的个人信息有所变动，可在原条目处修改。

2. 个人健康标识：一般由居民电子健康档案首页管理平台联接各相关业务应用系统（如电子病历、慢病管理、妇幼保健等）自动提取形成。其中，孕产妇妊娠风险按照国家关于加强母婴安全保障相关工作规范评估和对应标识；体重状况按照成年人、儿童、孕产妇等人群体重相关行业标准判定和对应标识。

3. 出生日期：根据身份证件上的出生日期，按照年（4位）、月（2位）、日（2位）顺序填写在“□”内，如20250101。

4. 身份证件：可选填居民身份证、居民户口簿、护照、军官证、驾驶证、港澳居民来往内地通行证、台湾居民来往大陆通行证、港澳居民居住证、台湾居民居住证及其他法定有效身份证件，并填写相应证件号码。

5. 工作单位/学校：根据居民实际工作情况填写。如果为学生，此项应填写学校名称。

6. 民族：少数民族应选填具体民族名称，如蒙古族、回族等。

7. 档案管理机构信息：根据居民在常住地址的建档情况填写档案管理机构名称与电话。

8. 家庭医生信息：根据居民实际签约情况填写此项，如果选择“是”，应填写家庭医生姓名与电话。

9. 紧急联系人信息：填写与建档对象关系紧密的亲友姓名、与本人关系、电话。

10. 常住类型：在与常住类型对应的“□”内标识，如果选择“户籍”，还应填写户籍地址。

11. 文化程度：指截至建档时间，本人接受国内外教育所取得的最高文化程度或现有水平所相当的文化程度。

12. 医疗费用支付方式：可以多选，如有其他医疗保障信息，请在其他栏注明。

13. 个人健康服务凭证：凭证类型包括出生医学证明、健康证、残疾证、电子健康卡、医保电子凭证、社会保障卡等，应列出个人健康服务凭证的凭证类型、凭证签发机构、凭证签发时间和凭证有效期。

14. 过敏史：有则在对应的“□”内标识，并填写过敏物质。可以多选。

15. 暴露史：在与暴露对应的“□”内标识。可以多选。

16. 既往史

（1）疾病：填写现在和过去曾经患过的某种疾病，包括建档时还未治愈的慢性病或某些反复发作的疾病，并写明确诊时间。对于明确诊断的疾病都应以医疗卫生机构的正式诊断结果为依据。

（2）手术：填写曾经接受过的手术治疗。如有，应填写具体手术名称和手术时间。

（3）外伤：填写曾经发生的后果比较严重的外伤经历。如有，应填写具体外伤名称和发生时间。

（4）输血：填写曾经接受过的输血情况。如有，应填写具体输血原因和发生时间。

17. 预防接种史：有则在对应的“□”内标识，并选填具体疫苗名称和接种时间。

18. 家族史：指近亲属（父亲、母亲、兄弟姐妹、子女）中是否患过所列出的慢病或重点疾病，参照个人健康标识中的慢病/重点疾病选项。

19. 遗传病史：有则在对应的“□”内标识，并选填具体疾病名称。

20. 残疾情况：在与残疾情况对应的“□”内标识，如有其他未列出的残疾情况，请在其他栏注明。可以多选。

21. 卫生健康服务活动记录

（1）服务时间：卫生服务的业务发生时间，如门诊就诊时间、入院时间、高血压随访时间等。

（2）服务机构：该次提供卫生服务的业务机构，①综合医院、中医医院、中西医结合医院、民族医医院、专科医院、康复医院；②妇幼保健院、妇幼保健和计划生育服务中心；③社区卫生服务中心、社区卫生服务站；④中心卫生院、乡（镇）卫生院、街道卫生院；⑤疗养院；⑥综合门诊部、专科门诊部、中医门诊部、中西医结合门诊部、民族医门诊部；⑦诊所、中医诊所、中医（综合）诊所、中西医结合诊所、民族医诊所、卫生所、医务室、卫生保健所、卫生站；⑧村卫生室（所）；⑨ 急救中心、急救站；⑩临床检验中心；⑪专科疾病防治院、专科疾病防治所、专科疾病防治站；⑫护理院、护理站；⑬医学检验实验室、病理诊断中心、医学影像诊断中心、血液透析中心、安宁疗护中心；⑭其他诊疗机构。

（3）服务类型：该次卫生服务所属业务类型，如居民健康档案管理服务、家庭医生签约服务、儿童保健、妇女保 健、疾病控制、疾病管理、医疗服务、中医药服务、健康咨询和科普等类别。

（4）主要健康和疾病问题：该次接受相关卫生服务过程中记录和发现的主要健康或疾病问题，如就诊诊断结果、随访结论等本次服务的结果或定性说明。

（5）医学报告：该次业务活动产生的医学报告名称。

（6）服务费用：按照医疗费用支付方式填写费用数额。

注：居民电子健康档案首页基本内容的各项数据定义及值域代码标准由《城乡居民健康档案基本数据集》等卫生行业标准具体规定。

表2-12　卫生健康服务活动记录（接续页）

	服务时间	服务机构	服务类型	主要健康和疾病问题	医学报告	服务费用
卫生健康服务活动记录						

1. 居民电子健康档案的基本概念　居民电子健康档案指电子化的居民健康档案，

是关于居民个人健康状况的信息资源库。该信息资源库以计算机可处理的形式存在，由居民本人授权使用。居民电子健康档案首页是将居民电子健康档案中的重点健康信息依据统一标准动态提取形成的档案概要，是居民电子健康档案的主数据和主索引，是居民电子健康档案跨区域互通共享和规范查询的基本要求与基础支撑。

2. 居民电子健康档案的基本内容 依据《国家基本公共卫生服务规范（第三版）》和《城乡居民健康档案基本数据集》（WS 365—2011）有关要求，居民电子健康档案首页的基本内容由个人健康标识、个人基本健康信息、卫生健康服务活动记录等信息构成。

（1）个人健康标识 是按照统一技术标准和业务规则在各相关业务应用系统（如慢病管理、妇幼保健等）中生成的客观标签，可自动推送到居民电子健康档案首页，具有动态更新、不可随意更改及可追溯等特点。包括但不限于妇幼人群、老年人群、慢性病或重点疾病、法定传染病、体重状况及血型等标识类型，主要用于支持医疗卫生机构快速、精准识别重点健康管理对象，精细化开展有关医疗健康服务。

（2）个人基本健康信息 主要包括人口学信息、社会经济学信息、紧急联系人信息、建档信息、家庭医生签约信息、基础健康信息、医疗费用支付方式等内容。个人基本健康信息反映了个人固有特征，内容相对稳定、客观性强。

（3）卫生健康服务活动记录 是指居民个人因疾病或健康问题所接受的相关卫生健康服务活动基本情况的简要记录，通过时序排列，能够直观反映居民个人的健康和疾病问题以及所接受的针对性卫生健康服务或干预措施的基本情况。主要包括服务时间、服务机构、服务类型、主要健康和疾病问题、医学报告、服务费用等内容。

（4）信息来源 居民电子健康档案的信息内容主要来源于各类卫生健康服务记录。居民电子健康档案首页及档案全量信息的收集应融入医疗卫生机构的日常服务过程中，实时产生、主动抓取，依托区域全民健康信息平台实现相关卫生健康服务业务系统与电子健康档案首页管理平台间的动态数据交换和共享利用，减轻基层医疗卫生机构工作负担。

知识链接

SOAP评估记录法

SOAP（subjective objective assessment plan）评估记录法，是目前国际上最常用以问题为导向的医学记录方法。SOAP的核心要素为以下4个方面。

（1）S（subjective data）主观资料 记录患者的主诉、现病史（包括病史症状描述、患者对不适的主观感觉和感受、担心忧虑）、既往史、个人史、婚育史、家族史，还包括家庭关系、社交问题等。

（2）O（objective data）客观资料 对患者检查的客观记录，包括体检发现、生理学方面的资料、实验室检查结果、心理行为测量结果，以及医生观察到的患者的态度、行为等。

（3）A（assessment）评估　SOAP中的核心环节，包括诊断、鉴别诊断、疾病或问题轻重程度评估及预后等。评估不同于以往的以疾病为中心的诊断，其内容可以是疾病、生理问题、心理问题、社会问题，未明确原因的症状和（或）主诉。

（4）P（plan）计划（治疗方案）　根据评估结果拟定下一步诊治方案，治疗决策变更等。计划是针对问题而提出的，体现以患者为中心、预防为导向，以及生物—心理—社会医学模式的全方位考虑，而不仅限于开出药物。

七、实践训练

患者，男，65岁，既往有高血压和糖尿病病史，平时吸烟不饮酒，一家人刚搬进了新装修好的房子进行居住，首次来到××社区卫生服务中心要求测量血压。

1.该患者是否需要建立居民健康档案？

2.如何给该患者测量血压？

3.如此患者属于常住居民，其建档内容应包括哪些？

第二节　健康教育服务技术

PPT

健康教育是有计划、有组织、有评价的系统干预过程，是通过信息传播和行为干预，帮助个人和群体掌握卫生保健知识、树立健康观念，自觉采纳健康行为和生活方式的教育与过程。健康促进是个人、家庭、社区和国家一起采取行动，鼓励人们采纳健康行为，增强人们改进和处理自身健康问题的能力。健康教育是公共卫生的重要组成部分，是防治疾病的有效手段，是促进基本公共卫生服务逐步均等化的重要内容。《中共中央国务院关于深化医疗卫生体制改革的意见》明确指出："医疗卫生机构及机关、学校、社区、企业等要大力开展健康教育"。面向社区居民开展健康教育是社区卫生服务职能的要求，是满足人民群众对健康需求的要求。基层医疗卫生机构开展健康教育对于提高社区居民健康素养、预防和控制疾病、提高社区居民健康知识和自我保健能力以及社区精神文明建设具有重要意义。

一、健康教育服务技术规范

（一）健康教育的对象

健康教育的对象是辖区内全体居民，包括辖区内社区居民及辖区内机关、学校、企事业单位、服务行业的从业人员等，其中青少年、妇女、老年人、残疾人、0～6岁儿童家长、农民工等为健康教育的重点人群。

（二）健康教育的任务

1. 增强居民的健康意识和健康水平 通过开展各种形式的健康教育活动，向辖区居民普及医药卫生知识，提倡文明、健康、科学的生活方式，摒弃封建迷信和陈规陋习，增强居民的健康意识和健康水平。

2. 提高居民自我保健能力 提高居民对疾病预防和促进健康的责任感，促进居民选择有益于健康的行为，并为社区居民提供具体的行为指导和示范，帮助居民提高自我保健能力。

3. 促进全社会关心社区卫生和居民健康 创建有益于健康的社区环境。倡导政府有关部门制定促进健康的公共卫生政策，完善基本公共卫生服务，协调社会组织支持和参与社区健康促进工作。

4. 增强居民解决健康问题的能力 发掘和整合社区健康教育资源，动员和组织社区居民参与社区规划和各种健康教育活动，增强居民解决健康问题的能力。

（三）健康教育的内容

1. 为进一步提升全民健康素养水平，助力健康中国建设，宣传普及《中国公民健康素养——基本知识与技能（2024年版）》。配合有关部门开展公民健康素养促进行动。健康素养是指个人获取、理解、处理基本健康信息和服务，并运用这些信息和服务做出有利于健康的决策，以维护和促进自身健康的能力。

2. 对青少年、妇女、老年人、残疾人、0～6岁儿童家长等人群进行健康教育。针对青少年可参照教育部印发的《中小学健康教育指导纲要》《综合防控儿童青少年近视实施方案》等内容开展健康教育。针对妇女可参照国家卫生健康委员会《母婴健康素养——基本知识和技能》，中国疾病预防控制中心发布的《妇幼保健健康教育基本信息》的内容开展健康教育。针对老年人可参照中国疾病预防控制中心发布的《预防老年人跌倒健康教育教程》和《中国居民膳食指南（2022）》关于老年人的内容开展健康教育。

3. 开展合理膳食、控制体重、适当运动、心理平衡、改善睡眠、限盐、控烟、限酒、科学就医、合理用药、戒毒等健康生活方式和干预危险因素的健康教育。广义的生活方式包括人们日常生活中各方面的行为习惯；从健康的角度看，生活方式是指人们日常生活中与健康相关的行为习惯。合理膳食、适当运动是有益于健康的生活方式，吸烟、缺乏运动、高盐高脂饮食是不健康的生活方式，与某些慢性非传染性疾病的发生密切相关。开展合理膳食相关健康教育时，可参照《中国居民膳食指南（2022）》和《新时代慢性病防治食养食疗策略和行动》白皮书内容。

4. 开展心脑血管疾病、呼吸系统疾病、内分泌系统疾病、肿瘤、精神疾病等重点慢性非传染性疾病，肺结核、肝炎、艾滋病、流感、手足口病、布鲁菌病和狂犬病等重点传染性疾病以及血吸虫病等寄生虫病的健康教育。结合辖区常见病和多发病情况，有针对性地开展健康教育。

5. 开展食品卫生、职业卫生、放射卫生、环境卫生、饮水卫生、学校卫生和计划生育等公共卫生问题的健康教育。在实际工作中，开展相关的健康教育，必须紧紧围绕辖区居民的健康教育需求，有针对性地进行宣传。如在工业园区对从事有毒有害作业人员开展健康教育时，可选择职业有害因素对机体危害、防护措施、《职业病防治法》和《中国劳动者职业健康素养——基本知识和技能（2022年版）》等内容进行宣传讲解。

6. 开展应对突发公共卫生事件应急处置、防灾减灾、家庭急救等健康教育。针对家庭常见的安全隐患、伤害类型、伤害原因、伤害处置、伤害预防及常见紧急救治等，开展家庭急救教育，如火灾时的自救措施、皮肤烧烫伤紧急处理、拨打急救电话120；结合发生公共卫生事件讲授相关知识、应急处置、逃生自救技能等。

7. 宣传普及医疗卫生法律法规及相关政策。重点宣传医疗卫生体制改革、基本医疗保障制度、国家基本公共卫生服务项目、基层医疗卫生机构职能等。

（四）健康教育服务流程

健康教育服务流程如图2-3所示。

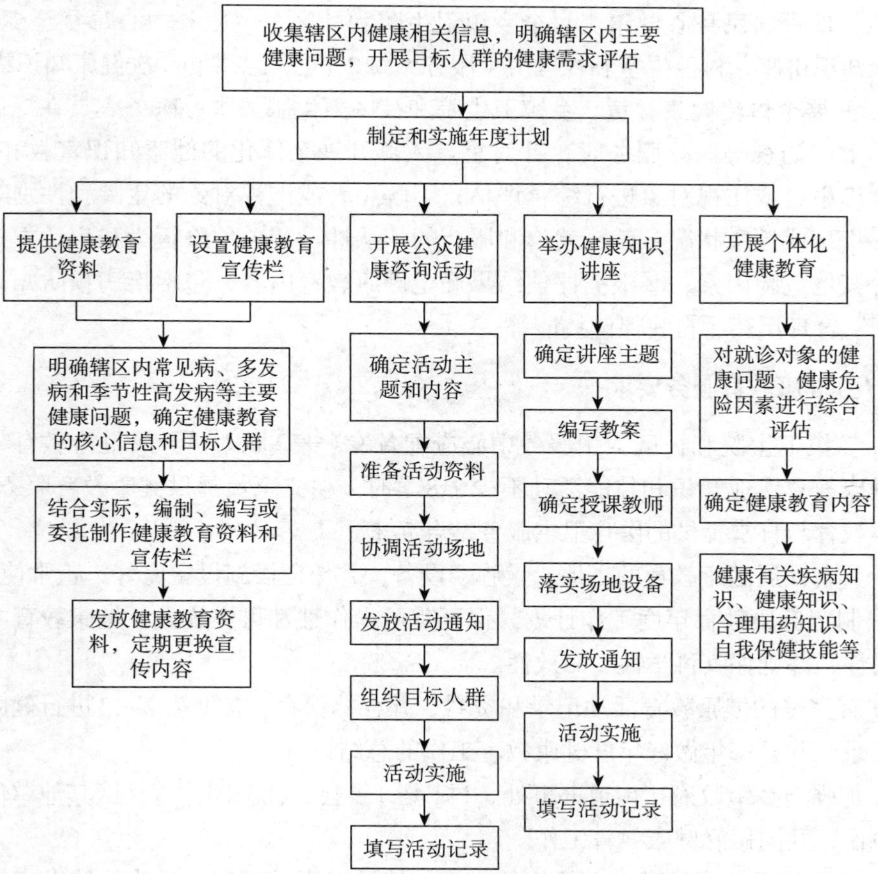

图2-3　健康教育服务流程

1. 提供健康教育资料

（1）发放印刷资料　包括健康教育折页、健康教育处方和健康教育手册等。印刷资料一般放置在乡镇卫生院、村卫生室、社区卫生服务中心（站）候诊区、诊室、咨询台等处。每个机构每年提供不少于12种内容的印刷资料，并及时补充更新。

（2）播放音像资料　机构正常接诊时间内，在乡镇卫生院、社区卫生服务中心的门诊候诊区、观察室、健教室等场所或宣传活动现场播放音像资料不少于6种。

2. 设置健康教育宣传栏　乡镇卫生院和社区卫生服务中心宣传栏不少于2个，村卫生室、社区卫生服务站宣传栏不少于1个，每个宣传栏的面积不少于2平方米。宣传栏一般设置在医疗服务机构的户外、健康教育室、候诊室、输液大厅或收费大厅等位置。每个机构每2个月最少更换1次健康教育宣传栏内容。

3. 开展公众健康咨询活动　在各种健康主题日或针对辖区重点健康问题，定期开展健康咨询活动并发放宣传资料。每个乡镇卫生院、社区卫生服务中心每年至少开展9次公众健康咨询活动，村卫生室和社区卫生服务站每2个月至少举办1次健康知识讲座。

4. 举办健康知识讲座　定期举办健康知识讲座，引导居民学习、掌握健康知识和技能，促进居民身心健康。每个乡镇卫生院和社区卫生服务中心每月至少举办1次健康知识讲座，村卫生室和社区卫生服务站每2个月至少举办1次健康知识讲座。

5. 开展个体化健康教育　乡镇卫生院和社区卫生服务中心医务人员在提供门诊医疗、上门访视等医疗服务时，针对重点人群开展个体化的健康知识宣教和培训。①对就诊患者或访视对象进行综合评估，了解患者或访视对象的年龄和性别等基本信息、疾病或健康状况、就医就诊和服药的依从性、相关危险行为和生活方式以及环境等其他危险因素；②根据评估结果确定健康教育内容，包括疾病预防知识、健康知识、合理用药、自我保健技能等。

（五）健康教育服务要求

1. 乡镇卫生院和社区卫生服务中心应配备专（兼）职人员开展健康教育，每年接受健康教育专业知识和技能活动不少于8学时。树立全员提供健康教育服务观念，将健康教育与日常提供的医疗卫生服务结合起来。

2. 具备开展健康教育的场地、设施、设备，并保证设施设备完好，正常使用。

3. 制定健康教育年度工作计划，保证其可操作性和可实施性。健康教育内容要通俗易懂，并确保其科学性、时效性。

4. 有完整的健康教育活动记录和资料，并存档保存。按照表2-13进行健康教育活动记录，并且每年做好年度健康教育工作的总结评价。

5. 加强与乡镇政府、街道办事处、村（居）委会、社会团体等辖区其他单位的沟通和协作，共同做好健康教育工作。

6. 充分发挥健康教育专业机构的作用，接受健康教育专业机构的技术指导和考核评估。

7. 充分利用基层卫生和计划生育工作网络和宣传阵地，开展健康教育工作，普及卫生计生政策和健康知识。

8. 运用中医理论知识，在饮食起居、情志调控、食疗药膳、运动锻炼等方面对居民开展保健知识宣教等中医健康教育，在健康教育印刷资料、音像资料、宣传栏以及讲座、咨询活动等方面，应有一定比例的中医内容。

（六）工作指标

1. 发放健康教育印刷资料的种类和数量。
2. 播放健康教育音像资料的种类和数量。
3. 健康教育宣传栏的设置和内容更新情况。
4. 举办健康教育讲座和健康教育咨询情况活动次数和参加人数。

（七）健康教育活动记录表

健康教育活动记录表如表2-13所示。

表2-13　健康教育活动记录表

活动时间：	活动地点：
活动形式：	
活动主题：	
组织者：	
主讲者：	
接受健康教育人员类别：	接受健康教育人数：
健康教育资料发放种类及数量：	
活动内容：	
活动总结评价：	
存档材料：	
	填表人：　　　负责人：
	填表时间：　　年　　月　　日

二、健康素养促进及其宣教

（一）健康素养概述

健康素养是指个体具有获取、理解和处理基本的健康信息服务，并运用这些信息和服务做出正确的判断和决定，维持和促进健康的能力。目前，我国主要从三个方面来评价个人健康素养：基本的健康知识和理念、健康的生活方式与行为，健康基本技能。

提升健康素养可以促进人们树立科学的健康观和健康意识，提高健康知识水平、自我保健能力和健康问题的应对能力，最终目标是提升居民健康水平和生命质量。我国2009年首次公布的《中国居民健康素养调查报告》中居民健康素养总体水平仅为6.48%，提高居民健康素养是一项紧迫和长期的工作。提高健康素养的途径包括以下四个方面。

1. 健康教育与健康促进是提高健康素养的重要手段。通过系统的学校教育、社区教育、医患教育和大众媒体传播等措施，提高人们的健康常识，促使人们形成良好的生活方式。

2. 加强现代通信和信息技术在健康教育领域的应用。公众对信息的接受，不仅受到个人接受程度、判断信息能力的影响，更取决于信息本身的难易程度、表达方式和传播技巧的影响。

3. 建立我国居民健康素养监测网络，动态地了解居民健康素养的变化，找出影响健康素养的因素，检验健康教育和健康促进措施的效果。

4. 提高决策者对健康素养的重视。

（二）中国公民健康素养——基本知识与技能（2024年版）

1. 基本知识和理念

（1）健康不仅仅是没有疾病或虚弱，而是身体、心理和社会适应的良好状态。预防是促进健康最有效、最经济的手段。

（2）公民的身心健康受法律保护，每个人都有维护自身健康和不损害他人健康的责任。

（3）主动学习健康知识，践行文明健康生活方式，维护和促进自身健康。

（4）环境与健康息息相关，保护环境，促进健康。

（5）无偿献血，助人利己。

（6）每个人都应当关爱、帮助、不歧视病残人员。

（7）定期进行健康体检。

（8）血压、体温、呼吸和心率是人体的四大生命体征。

（9）传染源、传播途径和易感人群是传染病流行的三个环节，防控传染患者人有责。

（10）儿童出生后应按照免疫程序接种疫苗，成年人也可通过接种疫苗达到预防疾病的效果。

（11）艾滋病、乙肝和丙肝通过血液、性接触和母婴三种途径传播，日常生活和工作接触不会传播。

（12）出现咳嗽、咳痰2周以上，或痰中带血，应及时检查是否得了肺结核；坚持规范治疗，大部分肺结核患者能够治愈。

（13）家养犬、猫应接种兽用狂犬病疫苗；人被犬、猫抓伤、咬伤后，应立即冲洗、消毒伤口，并尽早注射狂犬患者免疫球蛋白（或血清或单克隆抗体）和人用狂犬病疫苗。

（14）蚊子、苍蝇、老鼠、蟑螂等会传播多种疾病。

（15）不加工、不食用病死禽畜。不猎捕、不买卖、不接触、不食用野生动物。

（16）关注血压变化，控制高血压危险因素，高血压患者要做好自我健康管理。

（17）关注血糖变化，控制糖尿病危险因素，糖尿病患者要做好自我健康管理。

（18）关注肺功能，控制慢性阻塞性肺疾病危险因素，慢性阻塞性肺疾病患者要做好自我健康管理。

（19）积极参加癌症筛查，及早发现癌症和癌前病变。

（20）预防骨质疏松症，促进骨骼健康。

（21）关爱老年人，预防老年人跌倒，识别老年期痴呆。

（22）关爱青少年和女性生殖健康，选择安全、适宜的避孕措施，预防和减少非意愿妊娠，保护生育能力。

（23）劳动者依法享有职业健康保护的权利；劳动者要了解工作岗位和工作环境中存在的危害因素（如粉尘、噪声、有毒有害气体等），遵守操作规程，做好个人防护，避免职业健康损害。

（24）保健食品不是药品，正确选用保健食品。

2. 健康生活方式与行为

（1）体重关联多种疾病，要吃动平衡，保持健康体重，避免超重与肥胖。

（2）膳食应以谷类为主，多吃蔬菜、水果和薯类，注意荤素、粗细搭配，不偏食，不挑食。

（3）膳食要清淡，要少盐、少油、少糖，食用合格碘盐。

（4）提倡每天食用奶类、大豆类及其制品，适量食用坚果。

（5）生、熟食品要分开存放和加工，生吃蔬菜水果要洗净，不吃变质、超过保质期的食品。

（6）珍惜食物不浪费，提倡公筷分餐讲卫生。

（7）注意饮水卫生，每天足量饮水，不喝或少喝含糖饮料。

（8）科学健身，贵在坚持。健康成年人每周应进行150～300分钟中等强度或75～150分钟高强度有氧运动，每周应进行2～3次抗阻训练。

（9）不吸烟（含电子烟），吸烟和二手烟暴露会导致多种疾病。电子烟含有多种有害物质，会对健康产生危害。

（10）烟草依赖是一种慢性成瘾性疾病。戒烟越早越好。任何年龄戒烟均可获益，戒烟时可寻求专业戒烟服务。

（11）少饮酒，不酗酒。

（12）重视和维护心理健康，遇到心理问题时应主动寻求帮助。

（13）每个人都可能出现焦虑和抑郁情绪，正确认识焦虑症和抑郁症。

（14）通过亲子交流、玩耍促进儿童早期发展。发现心理行为发育问题应及时就医。

（15）劳逸结合，起居有常，保证充足睡眠。

（16）讲究个人卫生，养成良好的卫生习惯，科学使用消毒产品，积极预防传染病。

（17）保护口腔健康，早晚刷牙，饭后漱口。

（18）科学就医，及时就诊，遵医嘱治疗，理性对待诊疗结果。

（19）合理用药，能口服不肌内注射，能肌内注射不输液，遵医嘱使用抗微生物药物。

（20）遵医嘱使用麻醉药品和精神药品等易成瘾性药物，预防药物依赖。

（21）拒绝毒品。

（22）农村使用卫生厕所，管理好禽畜粪便。

（23）戴头盔、系安全带；不超速、不酒驾、不分心驾驶、不疲劳驾驶；儿童使用安全座椅，减少道路交通伤害。

（24）加强看护和教育，预防儿童溺水，科学救助溺水人员。

（25）冬季取暖注意通风，谨防一氧化碳中毒。

（26）主动接受婚前和妊娠前保健，适龄生育，妊娠期遵医嘱规范接受产前检查和妊娠风险筛查评估，住院分娩。

（27）孩子出生后应尽早开始母乳喂养，满6个月时合理添加辅食。

（28）青少年要培养健康的行为生活方式，每天应坚持户外运动2小时以上，应较好掌握1项以上的运动技能，预防近视、超重与肥胖，避免网络成瘾和过早性行为。

3. 基本技能

（1）关注健康信息，能够正确获取、理解、甄别、应用健康信息。

（2）会阅读食品标签，合理选择预包装食品。

（3）会识别常见危险标识，远离危险环境。

（4）科学管理家庭常用药物，会阅读药品标签和说明书。

（5）会测量脉搏、体重、体温和血压。

（6）需要紧急医疗救助时，会拨打120急救电话。

（7）妥善存放和正确使用农药，谨防儿童接触。

（8）遇到呼吸、心搏骤停的伤病员，会进行心肺复苏，学习使用自动体外除颤器（AED）。

（9）发生创伤出血时，会进行止血、包扎；对怀疑骨折的伤员不要随意搬动。

（10）会处理烧烫伤，会用腹部冲击法排出气道异物。

（11）抢救触电者时，要首先切断电源，不要直接接触触电者。

（12）发生建筑火灾时，拨打火警电话119，会自救逃生。

（13）发生滑坡、崩塌、泥石流等地质灾害和地震时，选择正确避险方式，会自救互救。

（14）发生洪涝灾害时，选择正确避险方式，会自救互救。

三、健康教育项目设计

在健康教育需求评估基础上，健康教育项目设计的基本步骤包括：确定项目目标、确定目标人群和项目内容、制定监测和评估计划。

（一）确定项目目标

项目目标分为总体目标和具体目标。总体目标是指计划理想的最终结果，在计划完成后预期可获得的总体效果。具体目标是为实现总体目标制定的具体的、量化的指标，并遵循SMART原则，即具体的（special）、可测量的（measurable）、可完成的（achievable）、可信的（reliable）、有时间性的（time bound）。要确定干预对象是谁、实现什么变化、在多长时间内实现这种变化、在什么范围内实现这种变化、变化程度有多大、怎样测量该变化。

（二）确定目标人群和项目内容

1. 确定目标人群　目标人群，即干预对象，是指项目干预实施的对象。根据需求评估结果，确定优先解决的健康问题。目标人群一般分为三级：一级目标人群是项目直接干预的对象，如高血压健康教育项目的一级目标人群是高血压患者；二级目标人群是与以及目标人群有直接利益关系，对其信念行为有重要影响的人，如患者的配偶、父母、子女等；三级目标人群是指对项目有支持作用或重大影响的人群，如项目资助者。

2. 确定干预内容　据项目目标、目标人群特征、环境条件及可获得资源等情况，选择最佳的干预途径、方法、时间、场所和人群。干预策略一般包括教育策略、社会策略和资源策略。教育策略下常用的健康教育活动包括：通过电子媒介开展大众传媒活动（如电视节目、广播节目等），通过印刷媒介开展的宣教活动（如发放宣传折页、健康知识挂图等），开展人际传播活动（如讲座、同伴教育等），因地制宜地开展社区健康教育活动（如义诊、咨询活动等）。

3. 确定健康教育活动的日程　可分为调研、准备、干预、总结四个阶段。调研包括基线调查、制定项目计划、制定监测评估计划；准备阶段包括制作健康教育材料、人员培训、物资准备、人员联络；干预阶段包括干预活动开展、启动监测和活动计划等；总结阶段包括整理分析数据、撰写报告、规划后期工作等。

4. 确定工作人员队伍 工作人员队伍应包括健康教育专业人员、基层健康教育工作者、政府部门工作人员以及社区及村委会工作人员等。

5. 制定项目预算 项目经费主要用于制作健康教育材料，支付专家咨询、授课等费用，租赁活动场所、交通工具，购买办公用品等。

（三）制定监测和评估计划

监测主要是对项目实施过程进行评估，评价是对健康教育效果进行评价。

知识链接

《“健康中国2030”规划纲要》

2016年10月中共中央、国务院印发了《“健康中国2030”规划纲要》（以下简称《纲要》），并发出通知，要求各地区各部门结合实际认真贯彻落实。《纲要》是今后15年推进健康中国建设的行动纲领，是建国以来首次在国家层面提出的健康领域中长期战略规划。纲要共包括序言和29章内容。

四、实践训练

1. 进一步推动卫生健康工作从“以治病为中心”向“以健康为中心”转变，推动中医药成为群众促进健康的文化自觉，更加全面系统提升居民健康素养，教育引导居民个人真正成为自己健康的“第一责任人”，特制定《全民健康素养提升三年行动方案（2024—2027年）》。

作为社区卫生服务机构的健康宣教人员，请你围绕婴幼儿、儿童青少年、老年人、孕产妇及职业人群等重点人群，聚焦近视防控、心理健康、合理膳食、科学运动、传染病防控、“减盐、减油、减糖、健康口腔、健康体重、健康骨骼”（简称“三减三健”）、健康孕育等重点主题，选一个主题设计一个通俗易懂的健康科普作品。

2. 中国是全球食盐摄入量最高的国家之一，人均食盐摄入量超过世界卫生组织（WHO）推荐量的两倍之多。减盐是公认的预防高血压和心脑血管疾病等慢性非传染性疾病最具成本效益的干预措施之一。近几十年来英国等一些国家根据本国的情况制定并实施了一系列减盐策略，取得了显著的效果。在我国，减盐已被纳入健康中国2030行动目标，各地都将减盐作为一项重要的公共卫生策略，积极开展减盐行动。

作为社区卫生服务机构的健康宣教人员，请你围绕“减盐”设计开展健康教育的活动方案。

第三节　预防接种服务技术

PPT

一、预防接种服务对象和内容

全球公共卫生实践证明，预防接种是预防、控制、消灭传染病的最经济、安全和有效的措施。疫苗接种的普及，避免了无数儿童残疾和死亡。世界各国政府都将预防接种列为最优先的公共预防服务项目。我国通过实行计划免疫，有效控制了许多传染病的发病。例如，通过给儿童口服脊髓灰质炎糖丸，我国阻断了本土脊髓灰质炎病毒的传播，使成千上万的儿童避免了肢体残疾。普及儿童计划免疫前，儿童白喉的发病率很高，2006年以后我国已无白喉病例报告。“预防为主”是中华民族传统的养生保健理念，是我国一直坚持的卫生与健康工作方针。我国面临着重大传染病和多种慢性疾病的双重威胁。新发传染病和再发传染病防控形势依然严峻。慢性病患病率居高不下，慢性病导致的死亡占全部死因的 88.5%，成为影响国家经济社会发展的重大公共卫生问题。无论是传染病还是慢性病，主要与个人卫生习惯和生活方式有关。国内外大量实践证明：坚持预防为主，养成文明健康生活方式，是预防传染病和慢性病的首选策略和措施，是促进健康最有效、最经济的手段。

科学研究表明，当细菌或病毒侵入人体时，身体就会产生一种抵抗这种细菌或病毒的物质，这种物质叫作抗体。不同的细菌或病毒会产生不同的抗体，称为特异性抗体。病愈后，这种特异性抗体仍然存留在体内，如再有相应的细菌或病毒侵入体内，这种特异性抗体就能保护身体不受这些细菌或病毒的伤害。预防接种就是人为地将经减毒或灭活等工艺处理的少量细菌或病毒及其代谢产物接种给人，使机体产生特异性抗体或细胞免疫反应，从而产生针对该种病原体的抵抗能力。

（一）预防接种概述

1. 预防接种的定义　预防接种是利用人工制备的抗原或抗体通过适宜的途径对机体进行接种，使机体获得对某种传染病的特异免疫力，以提高个体或群体的免疫水平，预防和控制相关传染病的发生和流行。

2. 疫苗的定义　疫苗是指病原微生物或其代谢产物经处理后，使其失去毒性但保留抗原性用于预防接种的生物制品，接种到人体后使机体自身的免疫系统产生对相关传染病的特异性免疫力。

3. 疫苗的分类

（1）疫苗按其制备方法和特异性分为减毒活疫苗、灭活疫苗、类毒素、亚单位疫苗、合成类疫苗、基因工程疫苗等。

（2）疫苗按流通管理分类分为第一类疫苗和第二类疫苗。

第一类疫苗是指居民应当按照政府的规定接种的疫苗，包括国家免疫规划确定的疫苗，省、自治区、直辖市人民政府在执行国家免疫规划时增加的疫苗，以及县级以上人民政府或者其卫生健康主管部门组织的应急接种或者群体性预防接种所使用的疫苗。免疫规划疫苗由政府支付疫苗费用，实行免费接种。第一类疫苗一般用于预防严重危害儿童健康的常见传染病，预防在我国发病率和死亡率相对较高的传染病，以及其他国家普遍纳入免疫规划的疾病和纳入全球消灭或控制的疾病等。目前阶段我国免疫规划疫苗包括：卡介苗、乙肝疫苗、脊灰减毒活疫苗、脊灰灭活疫苗、百白破疫苗、麻腮风疫苗、乙脑减毒活疫苗、A群流脑多糖疫苗、A群C群流脑多糖疫苗、甲肝减毒活疫苗、甲肝灭活疫苗等。第一类疫苗，是由省级卫生计生行政部门根据政府采购的有关法规，通过省级集中招标采购，并逐级进行配送，或者通过有资质的第三方物流企业进行配送，冷链条件完全能够得到保障。居住在中国境内的居民依法享有接种免疫规划疫苗的权利，有履行接种免疫规划疫苗的义务。

第二类疫苗是指由居民自愿接种的国家免疫规划外的其他疫苗，属于自愿自费接种。非免疫规划疫苗对传染病同样具有很好的预防效果，儿童家长或其监护人可根据儿童健康需要，自主决定是否接种该类疫苗。非免疫规划疫苗包括：水痘疫苗、轮状病毒疫苗、流感疫苗、肺炎链球菌疫苗、人乳头状瘤病毒疫苗（HPV）等。第二类疫苗可以由疫苗生产企业向疾控机构、接种单位、疫苗批发企业供应，疫苗批发企业也可以向疾控机构、接种单位供应，另外县级疾控机构也可以向接种单位供应疫苗。疾控机构、接种单位在购进疫苗时，要向有资质的企业购进疫苗，并要索取相关的证明文件。同时对于疫苗的购进、分发，均要求进行严格登记，记录疫苗的品种、规格、生产企业、批号、数量等关键信息，并要求保存至该疫苗超出有效期后2年备查。部分地区还对疫苗的出入库实施信息系统管理。

疫苗在保护人的全生命周期健康中发挥着重要作用。各个年龄阶段都可能面临病原微生物感染的风险。对于疫苗可预防疾病，各年龄段人群都可以根据需要选择接种，达到防病目的。例如，适龄人群接种人乳头状瘤病毒（HPV）疫苗可减少致癌相关感染，有效预防宫颈癌等HPV相关疾病；慢性呼吸系统疾病患者和老年人接种流感疫苗可减少感染流感病毒的机会或减轻感染流感病毒后的症状，接种肺炎球菌疫苗能有效预防肺炎球菌感染引起的肺炎、菌血症、脑膜炎、中耳炎等疾病；接种带状疱疹疫苗可预防带状疱疹。

知识链接

百日咳及其预防

百日咳是由百日咳鲍特菌感染引起的急性呼吸道传染病，其典型临床表现为阵发性痉挛性咳嗽，伴咳嗽末吸气性吼声，病程较长，可持续2～3个月，故称“百日咳”。主要通过飞沫传播，感染者是主要传染源，人群普遍易感，婴幼儿更加易感。对婴幼儿来说，感染百日咳鲍特菌的父母或其他同住人员是主要传染源。有效预防百日咳的措施如下。

(1)积极接种疫苗。接种百白破疫苗可以降低婴幼儿发生百日咳重症和死亡的风险。按照国家免疫规划疫苗儿童免疫程序要求，适龄儿童应尽早、全程接种百白破疫苗，未全程接种的适龄儿童应尽早补种。

(2)做好个人防护。佩戴口罩是预防百日咳等呼吸道传染病的重要措施，可有效减少病原体传播，特别是家长出现咳嗽等呼吸道感染症状，近距离接触照护婴幼儿时应科学佩戴口罩，降低婴幼儿的感染风险。

(3)及时就诊。公众特别是婴幼儿出现持续性咳嗽等疑似症状后应及时就诊，通过及时规范治疗，降低疫情传播及重症的风险。

(4)保持良好的卫生习惯。公众要保持良好的卫生习惯，勤洗手、常通风，咳嗽或打喷嚏时用手肘或纸巾掩住口鼻，注意合理作息和适当的体育锻炼。

(二)预防接种服务对象

预防接种服务对象为辖区内0～6岁儿童和其他重点人群。

(三)服务内容

1. 预防接种卡(薄)的管理 预防接种证、卡(薄)按照受种者的居住地实行属地化管理，及时为辖区内所有居住满3个月的0～6岁儿童建立预防接种证和预防接种卡等儿童预防接种档案。儿童出生后一个月内，其监护人应当到儿童居住地接种单位为其办理预防接种证；产科接种单位应告知新生儿监护人及时到居住地接种单位建立预防接种证、卡(薄)；户籍在外地的适龄儿童居住满3个月的，由暂住地接种单位及时建立预防接种卡(薄)。在暂住地居住≥3个月的流动儿童(户籍在外地或无户口，随父母或其他监护人在流入地暂时居住≤6周岁的儿童)由现居住地接种单位负责预防接种并建立预防接种卡(簿)。

2. 预防接种对象的管理 可采取电话、手机短信、通知单、广播通知等多种方式，通知儿童监护人，告知接种疫苗的种类、时间、地点和相关要求。在交通不便的地区(如边远山区、海岛、牧区等)可采取入户巡回的方式进行预防接种。每6个月对辖区内儿童的预防接种卡(簿)进行1次核查和整理，查漏补缺，并及时进行补种。

(四)实践训练

1. 一名儿童家长不理解为什么儿童需要进行预防接种。假如你是社区卫生服务机构的一名预防接种医生，请你给儿童家长介绍预防接种有哪些益处？预防接种为什么能预防疾病？

2. 若你是某社区卫生服务中心疫苗接种工作人员，你如何向儿童家长或其监护人介绍第一类疫苗和第二类疫苗？

3. 第一类疫苗和第二类疫苗分别包括哪些疫苗？各类疫苗分别预防哪种疾病？

二、国家免疫规划与免疫程序

预防接种工作是卫生事业成效最为显著、影响最为广泛的工作之一，也是各国预防控制传染病最主要的手段。通过预防接种，全球已经成功消灭了天花；大多数国家和地区已经阻断了脊髓灰质炎（小儿麻痹）和病毒传播；全球因白喉、百日咳、破伤风和麻疹导致的发病、致残与死亡也显著下降。实施国家免疫规划，能创造明显的经济效益和社会效益。麻疹、甲型肝炎、流行乙型脑炎、流行性脑脊髓膜炎、百日咳、白喉等疫苗可预防传染病通过预防接种均降到历史较低水平。

（一）国家免疫规划

免疫规划是指根据国家传染病防治规划，使用有效疫苗对易感人群进行预防接种所制定的规划、计划和策略，按照国家或省、自治区、直辖市确定的疫苗品种、免疫程序或者接种方案，在人群中有计划地进行预防接种，以提高人群免疫水平，达到预防、控制和消灭相应传染病的目的。国务院卫生主管部门根据全国范围内传染病流行情况、人群免疫状况等因素，制定国家免疫规划。

（二）免疫程序

免疫程序是指国家对某一特定人群（如儿童）预防传染病需要接种疫苗种类、次序、剂量、部位以及有关要求所做的具体规定。国家免疫规划疫苗儿童免疫程序见表2-14。

表2-14　国家免疫规划疫苗儿童免疫程序表

可预防疾病	疫苗种类	英文缩写	接种年龄														
			出生时	1月	2月	3月	4月	5月	6月	8月	9月	18月	2岁	3岁	4岁	5岁	6岁
乙型病毒性肝炎	乙肝疫苗	HepB	1	2					3								
结核病[1]	卡介苗	BCG	1														
脊髓灰质炎	脊灰灭活疫苗	IPV			1	2											
	脊灰减毒活疫苗	bOPV					3								4		
百日咳、白喉、破伤风	百白破疫苗	DTaP				1	2	3				4					
	白破疫苗	DT															5
麻疹、风疹、流行性腮腺炎	麻腮风疫苗	MMR								1		2					

续表

可预防疾病	疫苗种类	英文缩写	接种年龄														
			出生时	1月	2月	3月	4月	5月	6月	8月	9月	18月	2岁	3岁	4岁	5岁	6岁
流行性乙型脑炎[2]	乙脑减毒活疫苗	JE–L								1			2				
	乙脑灭活疫苗	JE–I								1、2			3				4
流行性脑脊髓膜炎	A群流脑多糖疫苗	MPSV–A							1		2						
	A群C群流脑多糖疫苗	MPSV–AC												3			4
甲型病毒性肝炎[3]	甲肝减毒活疫苗	HepA–L										1					
	甲肝灭活疫苗	HepA–I										1	2				

注：1. 主要指结核性脑膜炎、粟粒性肺结核等。

2. 选择乙脑减毒活疫苗接种时，采用两剂次接种程序。选择乙脑灭活疫苗接种时，采用四剂次接种程序；乙脑灭活疫苗第1、2剂间隔7～10天。

3. 选择甲肝减毒活疫苗接种时，采用一剂次接种程序。选择甲肝灭活疫苗接种时，采用两剂次接种程序。

（三）国家免疫规划疫苗儿童免疫程序的一般原则

1. 接种年龄

（1）接种起始年龄　免疫程序表所列各疫苗剂次的接种时间，是指可以接种该剂次疫苗的最小年龄。

（2）儿童年龄达到相应剂次疫苗的接种年龄时，应尽早接种，建议在下述推荐的年龄之前完成国家免疫规划疫苗相应剂次的接种　①乙肝疫苗第1剂：出生后24小时内完成。②卡介苗：小于3月龄完成。③乙肝疫苗第3剂、脊灰疫苗第3剂、百白破疫苗第3剂、麻腮风疫苗第1剂、乙脑减毒活疫苗第1剂或乙脑灭活疫苗第2剂：小于12月龄完成。④A群流脑多糖疫苗第2剂：小于18月龄完成。⑤麻腮风疫苗第2剂、甲肝减毒活疫苗或甲肝灭活疫苗第1剂、百白破疫苗第4剂：小于24月龄完成。⑥乙脑减毒活疫苗第2剂或乙脑灭活疫苗第3剂、甲肝灭活疫苗第2剂：小于3周岁完成。⑦A群C群流脑多糖疫苗第1剂：小于4周岁完成。⑧脊灰疫苗第4剂：小于5周岁完成。⑨白破疫苗、A群C群流脑多糖疫苗第2剂、乙脑灭活疫苗第4剂：小于7周岁完成。如果儿童未按照上述推荐的年龄及时完成接种，应根据补种通用原则和每种疫苗的具体补种要求尽早进行补种。

2. 接种部位　疫苗接种途径通常为口服、肌内注射、皮下注射和皮内注射，具体见“各种疫苗的使用说明”。注射部位通常为上臂外侧三角肌处和大腿前外侧中部。当多种疫苗同时注射接种（包括肌内、皮下和皮内注射）时，可在左右上臂、左右大腿分别接种，卡介苗选择上臂。

3. 同种接种原则

（1）不同疫苗同时接种　两种及以上注射类疫苗应在不同部位接种。严禁将两种或多种疫苗混合吸入同一支注射器内接种。

（2）现阶段的国家免疫规划疫苗均可按照免疫程序或补种原则同时接种。

（3）不同疫苗接种间隔　两种及以上注射类减毒活疫苗如果未同时接种，应间隔不小于28天进行接种。国家免疫规划使用的灭活疫苗和口服类减毒活疫苗，如果与其他灭活疫苗、注射或口服类减毒活疫苗未同时接种，对接种间隔不作限制。

4. 补种通用原则　未按照推荐年龄完成国家免疫规划规定剂次接种的小于18周岁人群，在补种时掌握以下原则。

（1）应尽早进行补种，尽快完成全程接种，优先保证国家免疫规划疫苗的全程接种。

（2）只需补种未完成的剂次，无需重新开始全程接种。

（3）当遇到无法使用同一厂家同种疫苗完成接种程序时，可使用不同厂家的同种疫苗完成后续接种。

（4）流行季节疫苗接种　国家免疫规划使用的疫苗都可以按照免疫程序和预防接种方案的要求，全年（包括流行季节）开展常规接种，或根据需要开展补充免疫和应急接种。

5. 按免疫程序进行预防接种　不同的疫苗，有不同的免疫程序，这是根据临床试验和多年科学实践为依据而制定的。如乙肝疫苗、百日咳-白喉-破伤风联合疫苗、脊灰疫苗等至少需要完成3剂接种才能使儿童产生足够的免疫力。随着儿童的长大，体内原有通过接种疫苗获得的免疫力也会逐渐下降。因此，有些疫苗还要进行加强免疫。

（四）各种疫苗的使用说明

1. 重组乙型肝炎疫苗（乙肝疫苗，HepB）免疫程序与接种方法

（1）接种对象及剂次　按“0～1～6个月”程序共接种3剂次，其中第1剂在新生儿出生后24小时内接种，第2剂在1月龄时接种，第3剂在6月龄时接种。

（2）接种途径　肌内注射。

（3）接种剂量　①重组（酵母）HepB：每剂次10μg，无论产妇乙肝病毒表面抗原（HBsAg）阳性或阴性，新生儿均接种10μg的HepB。②重组［中国仓鼠卵巢（CHO）细胞］HepB：每剂次10μg或20μg，HBsAg阴性产妇所生新生儿接种10μg的HepB，HBsAg阳性产妇所生新生儿接种20μg的HepB。

（4）其他事项　①在医院分娩的新生儿由出生地医院接种第1剂HepB，由辖区接种单位完成后续剂次接种。未在医院分娩的新生儿由辖区接种单位全程接种HepB。②HBsAg阳性产妇所生新生儿，可按医嘱肌内注射100国际单位乙肝免疫球蛋白（HBIG），同时在不同（肢体）部位接种第1剂HepB。HepB、HBIG和卡介苗（BCG）可在不同部位同时接种。③HBsAg阳性或不详产妇所生新生儿建议在出生后12小时内尽早接种第1剂HepB；HBsAg阳性或不详产妇所生新生儿体重小于2000g者，也应在出生后尽早接种第1剂HepB，并在婴儿满1月龄、2月龄、7月龄时按程序再完成3剂次HepB接种。④危重症新生儿，如极低出生体重儿（出生体重小于1500g者）、严重出生缺陷、重度窒息、呼吸窘迫综合征等，应在生命体征平稳后尽早接种第1剂HepB。⑤母亲为HBsAg阳性的儿童接种最后一剂HepB后1～2月进行HBsAg和乙肝病毒表面抗体（抗-HBs）检测，若发现HBsAg阴性、抗-HBs阴性或小于10mIU/ml，可再按程序免费接种3剂次HepB。

2. 皮内注射用卡介苗（卡介苗，BCG）免疫程序与接种方法

（1）接种对象及剂次　出生时接种1剂。

（2）接种途径　皮内注射。

（3）接种剂量　0.1ml。

（4）其他事项　①严禁皮下或肌内注射。②早产儿胎龄大于31孕周且医学评估稳定后，可以接种BCG。胎龄小于或等于31孕周的早产儿，医学评估稳定后可在出院前接种。③与免疫球蛋白接种间隔不做特别限制。

3. 脊髓灰质炎（脊灰）灭活疫苗（IPV）、二价脊灰减毒活疫苗（脊灰减毒活疫苗，bOPV）免疫程序与接种方法

（1）接种对象及剂次　共接种4剂，其中2月龄、3月龄各接种1剂IPV，4月龄、4周岁各接种1剂bOPV。

（2）接种途径　IPV：肌内注射。bOPV：口服。

（3）接种剂量　IPV：0.5ml。bOPV：糖丸剂型每次1粒；液体剂型每次2滴（约0.1ml）。

（4）其他事项　①如果儿童已按疫苗说明书接种过IPV或含IPV成分的联合疫苗，可视为完成相应剂次的脊灰疫苗接种。如儿童已按免疫程序完成4剂次含IPV成分疫苗接种，则4岁无需再接种bOPV。②以下人群建议按照说明书全程使用IPV：原发性免疫缺陷、胸腺疾病、HIV感染、正在接受化疗的恶性肿瘤、近期接受造血干细胞移植、正在使用具有免疫抑制或免疫调节作用的药物（例如大剂量皮质类固醇激素、烷化剂、抗代谢药物、TNF-α抑制剂、IL-1阻滞剂或其他免疫细胞靶向单克隆抗体治疗）、目前或近期曾接受免疫细胞靶向放射治疗。

4. 吸附无细胞百白破联合疫苗（百白破疫苗，DTaP）、吸附白喉破伤风联合疫苗（白破疫苗，DT）免疫程序与接种方法

（1）接种对象及剂次　共接种5剂次，其中3月龄、4月龄、5月龄、18月龄各接种1剂DTaP，6周岁接种1剂DT。

（2）接种途径　肌内注射。

（3）接种剂量　0.5ml。

（4）其他事项　①如儿童已按疫苗说明书接种含百白破疫苗成分的其他联合疫苗，可视为完成相应剂次的DTaP接种。②根据接种时的年龄选择疫苗种类，3月龄～5周岁使用DTaP，6～11周岁使用儿童型DT。

5. 麻疹腮腺炎风疹联合减毒活疫苗（麻腮风疫苗，MMR）免疫程序与接种方法

（1）接种对象及剂次　共接种2剂次，8月龄、18月龄各接种1剂。

（2）接种途径　皮下注射。

（3）接种剂量　0.5ml。

（4）其他事项　①如需接种包括MMR在内多种疫苗，但无法同时完成接种时，应优先接种MMR疫苗。②注射免疫球蛋白者应间隔不小于3个月接种MMR，接种MMR后2周内避免使用免疫球蛋白。③当针对麻疹疫情开展应急接种时，可根据疫情流行病学特征考虑对疫情波及范围内的6～7月龄儿童接种1剂含麻疹成分疫苗，但不计入常规免疫剂次。

6. 乙型脑炎减毒活疫苗（乙脑减毒活疫苗，JE-L）免疫程序与接种方法

（1）接种对象及剂次　共接种2剂次。8月龄、2周岁各接种1剂。

（2）接种途径　皮下注射。

（3）接种剂量　0.5ml。

（4）其他事项　①青海、新疆和西藏地区无乙脑疫苗免疫史的居民迁居其他省份或在乙脑流行季节前往其他省份旅行时，建议接种1剂JE-L。②注射免疫球蛋白者应间隔不小于3个月接种JE-L。

7. 乙型脑炎灭活疫苗（乙脑灭活疫苗，JE-I）、A群脑膜炎球菌免疫程序与接种方法

（1）接种对象及剂次　共接种4剂次。8月龄接种2剂，间隔7～10天；2周岁和6周岁各接种1剂。

（2）接种途径　肌内注射。

（3）接种剂量　0.5ml。

（4）其他事项　注射免疫球蛋白者应间隔不小于1个月接种JE-I。

8. 多糖疫苗（A群流脑多糖疫苗，MPSV-A）、A群C群脑膜炎球菌多糖疫苗（A群C群流脑多糖疫苗，MPSV-AC）免疫程序与接种方法

（1）接种对象及剂次　MPSV-A接种2剂次，6月龄、9月龄各接种1剂。MPSV-AC接种2剂次，3周岁、6周岁各接种1剂。

（2）接种途径　皮下注射。

（3）接种剂量　0.5ml。

（4）其他事项　①两剂次MPSV-A间隔不小于3个月。②第1剂MPSV-AC与第2剂MPSV-A，间隔不小于12个月。③两剂次MPSV-AC间隔不小于3年，3年内避免重复接种。④当针对流脑疫情开展应急接种时，应根据引起疫情的菌群和流行病学特征，选择相应种类流脑疫苗。⑤对于小于24月龄儿童，如已按流脑结合疫苗说明书接种了规定的剂次，可视为完成MPSV-A接种剂次。⑥如儿童3周岁和6周岁时已接种含A群和C群流脑疫苗成分的疫苗，可视为完成相应剂次的MPSV-AC接种。

9. 甲型肝炎减毒活疫苗（甲肝减毒活疫苗，HepA-L）免疫程序与接种方法

（1）接种对象及剂次　18月龄接种1剂。

（2）接种途径　皮下注射。

（3）接种剂量　0.5ml或1.0ml，按照相应疫苗说明书使用。

（4）其他事项　①如果接种2剂次及以上含甲型肝炎灭活疫苗成分的疫苗，可视为完成甲肝疫苗免疫程序。②注射免疫球蛋白后应间隔不小于3个月接种HepA-L。

10. 甲型肝炎灭活疫苗（甲肝灭活疫苗，HepA-I）免疫程序与接种方法

（1）接种对象及剂次　共接种2剂次，18月龄和24月龄各接种1剂。

（2）接种途径　肌内注射。

（3）接种剂量　0.5ml。

（4）其他事项　如果接种2剂次及以上含HepA-I成分的联合疫苗，可视为完成HepA-I免疫程序。

（五）各种疫苗的补种原则

1. 重组乙型肝炎疫苗（乙肝疫苗，HepB）

（1）若出生24小时内未及时接种，应尽早接种。

（2）对于未完成全程免疫程序者，需尽早补种，补齐未接种剂次。

（3）第2剂与第1剂间隔应不小于28天，第3剂与第2剂间隔应不小于60天，第3剂与第1剂间隔不小于4个月。

2. 皮内注射用卡介苗（卡介苗，BCG）补种原则

（1）未接种BCG的小于3月龄儿童可直接补种。

（2）3月龄～3岁儿童对结核菌素纯蛋白衍生物（TB-PPD）或卡介菌蛋白衍生物（BCG-PPD）试验阴性者，应予补种。

（3）大于或等于4岁儿童不予补种。

（4）已接种BCG的儿童，即使卡痕未形成也不再予以补种。

3. 脊髓灰质炎（脊灰）灭活疫苗（IPV）、二价脊灰减毒活疫苗（脊灰减毒活疫苗，bOPV）补种原则

（1）小于4岁儿童未达到3剂（含补充免疫等），应补种完成3剂；大于或等于4岁儿童未达到4剂（含补充免疫等），应补种完成4剂。补种时遵循先IPV后bOPV的原则。两剂次间隔不小于28天。对于补种后满4剂次脊灰疫苗接种的儿童，可视为完成脊灰疫苗全程免疫。

（2）既往已有三价脊灰减毒活疫苗（tOPV）免疫史（无论剂次数）的迟种、漏种儿童，用bOPV补种即可，不再补种IPV。既往无tOPV免疫史的儿童，2019年10月1日（早于该时间已实施2剂IPV免疫程序的省份，可根据具体实施日期确定）之前出生的补齐1剂IPV，2019年10月1日之后出生的补齐2剂IPV。

4. 吸附无细胞百白破联合疫苗（百白破疫苗，DTaP）、吸附白喉破伤风联合疫苗（白破疫苗，DT）补种原则

（1）3月龄～5周岁未完成DTaP规定剂次的儿童，需补种未完成的剂次，前3剂每剂间隔不小于28天，第4剂与第3剂间隔不小于6个月。

（2）大于或等于6周岁儿童补种参考以下原则。①接种DTaP和DT累计小于3剂的，用DT补齐3剂，第2剂与第1剂间隔1～2月，第3剂与第2剂间隔6～12个月。②DTaP和DT累计大于或等于3剂的，若已接种至少1剂DT，则无需补种；若仅接种了3剂DTaP，则接种1剂DT，DT与第3剂DTaP间隔不小于6个月；若接种了4剂DTaP，但满7周岁时未接种DT，则补种1剂DT，DT第4剂DTaP间隔不小于12个月。

5. 麻疹腮腺炎风疹联合减毒活疫苗（麻腮风疫苗，MMR）补种原则

（1）自2020年6月1日起，2019年10月1日及以后出生儿童未按程序完成2剂MMR接种的，使用MMR补齐。

（2）2007年扩免后至2019年9月30日出生的儿童，应至少接种2剂含麻疹成分疫苗、1剂含风疹成分疫苗和1剂含腮腺炎成分疫苗，对不足上述剂次者，使用MMR补齐。

（3）2007年扩免前出生的小于18周岁人群，如未完成2剂含麻疹成分的疫苗接种，使用MMR补齐。

（4）如果需补种两剂MMR，接种间隔应不小于28天。

6. 乙型脑炎减毒活疫苗（乙脑减毒活疫苗，JE-L）补种原则 乙脑疫苗纳入免疫规划后出生且未接种乙脑疫苗的适龄儿童，如果使用JE-L进行补种，应补齐2剂，接种间隔不小于12个月。

7. 乙型脑炎灭活疫苗（乙脑灭活疫苗，JE-I）、A群脑膜炎球菌补种原则 乙脑疫苗纳入免疫规划后出生且未接种乙脑疫苗的适龄儿童，如果使用JE-I进行补种，应补齐4剂，第1剂与第2剂接种间隔为7～10天，第2剂与第3剂接种间隔为1～12个月，第3剂与第4剂接种间隔不小于3年。

8. 多糖疫苗（A群流脑多糖疫苗，MPSV-A）、A群C群脑膜炎球菌多糖疫苗（A群C群流脑多糖疫苗，MPSV-AC）补种原则 流脑疫苗纳入免疫规划后出生的适龄儿童，如未接种流脑疫苗或未完成规定剂次，根据补种时的年龄选择流脑疫苗的种类。

（1）小于24月龄儿童补齐MPSV-A剂次。大于或等于24月龄儿童不再补种或接种MPSV-A，仍需完成两剂次MPSV-AC。

（2）大于或等于24月龄儿童如未接种过MPSV-A，可在3周岁前尽早接种MPSV-AC；如已接种过1剂次MPSV-A，间隔不小于3个月尽早接种MPSV-AC。

（3）补种剂次间隔参照本疫苗其他事项要求执行。

9. 甲型肝炎减毒活疫苗（甲肝减毒活疫苗，HepA-L）补种原则　甲肝疫苗纳入免疫规划后出生且未接种甲肝疫苗的适龄儿童，如果使用HepA-L进行补种，补种1剂HepA-L。

10. 甲型肝炎灭活疫苗（甲肝灭活疫苗，HepA-I）补种原则

（1）甲肝疫苗纳入免疫规划后出生且未接种甲肝疫苗的适龄儿童，如果使用HepA-I进行补种，应补齐2剂HepA-I，接种间隔不小于6个月。

（2）如已接种过1剂次HepA-I，但无条件接种第2剂HepA-I时，可接种1剂HepA-L完成补种，间隔不小于6个月。

（六）疫苗可预防疾病

1. 脊髓灰质炎（脊灰）

（1）疾病概况　脊灰俗称“小儿麻痹症”，是由脊灰病毒引起的一种急性传染病，主要通过粪-口途径传播。大多数感染者无症状，约四分之一的感染者临床表现为发热、上呼吸道症状和肢体疼痛，极少数病例出现肢体弛缓性麻痹，并留下终身残疾。在一些罕见的病例中，脊灰病毒可破坏延髓细胞，导致呼吸麻痹甚至呼吸骤停乃至出现死亡。在疫苗前时代，几乎所有儿童都会感染脊灰病毒，平均每200名感染者中会出现1例麻痹病例。麻痹病例的典型神经症状是四肢（尤其是下肢）出现不对称的急性弛缓性麻痹，通常无感觉障碍。持续的麻痹及由此产生的畸形是脊灰常见的后遗症。麻痹型病例的病死率为2%～20%，如延髓受累病死率可急剧升高，尤其是青少年和成人。

（2）主要症状　脊灰潜伏期为3～35天（一般为5～14天）。而后主要经历以下五个时期。①前驱期：主要症状为发热、食欲不振、多汗、烦躁和全身过敏；亦可见恶心、呕吐、头痛、咽喉痛、便秘、弥漫性腹痛、鼻炎、咳嗽、咽渗出物、腹泻等，持续1～4天。②瘫痪前期：前驱期症状消失后1～6天，体温再次上升，头痛、恶心、呕吐严重，皮肤发红、有短暂膀胱括约肌障碍，颈后肌群、躯干及肢体强直灼痛，常有便秘。③瘫痪期：自瘫痪前期的第3、4天开始，大多在体温开始下降时出现瘫痪，并逐渐加重，当体温退至正常后，瘫痪停止发展，无感觉障碍。④恢复期：瘫痪从肢体远端开始恢复，持续数周至数月，一般病例8个月内可完全恢复，严重者需6～18月或更长时间。⑤后遗症期：严重者受累肌肉出现萎缩，神经功能不能恢复，造成受累肢体畸形。部分瘫痪型病例在感染后数十年，发生进行性神经肌肉软弱、疼痛，受累肢体瘫痪加重，称为“脊灰后肌肉萎缩综合征”。

2. 麻疹

（1）疾病概况　麻疹是由麻疹病毒引起的急性呼吸道传染病，是传染性最强的传染病之一。麻疹患者是唯一的传染源，病毒可经飞沫传播或直接接触感染者的鼻咽分泌物传播，人群普遍易感。在疫苗前时代，麻疹呈世界性分布，是危害儿童生命健康极其严重的传染病之一。我国过去民间一直有“孩子出过疹和痘，才算解了阎王扣”的俗语，这里的痘指天花，疹就是指麻疹。1959年我国报告麻疹约1000万例，报告死亡人数约30万，年报告发病率达1432/10万，病死率约为3%。使用疫苗特别是开展计划免疫后，我国麻疹发病率下降显著，近几年，麻疹发病率控制在6/10万以下。

（2）主要症状　麻疹从暴露的潜伏期到前驱症状出现，主要是卡他症状持续平均2～4天。典型的麻疹首先表现为发热，体温达39～40℃，可伴有流涕、喷嚏、咳嗽、流泪、畏光，眼结膜炎等症状。在发热2～5天后出现皮疹，为玫瑰色丘疹，自耳后、发际、前额、面、颈部开始自上而下波及躯干和四肢、手掌足底。皮疹出齐后，依出疹顺序逐渐隐退，色变暗，有色素沉着及糠皮样脱屑，2～3周消退。疹退同时体温也下降到正常，病情自愈。麻疹常见的并发症有肺炎、喉炎、中耳炎、脑炎，其中以肺炎常见。并发症是引起婴儿死亡的主要原因，严重危害儿童健康。

3. 流行性腮腺炎（流腮）

（1）疾病概况　流腮是由流腮病毒所致的一种急性传染病。隐性感染者和显性感染者都具有传染性。在腮腺发生肿胀时，传染性最强。流腮病毒通过空气传播或飞沫传播，也可通过直接接触感染者的唾液传播。≥1岁儿童对流腮病毒普遍易感，接种含流腮成分疫苗能产生免疫力。幼儿园、小学、中学是流腮爆发的主要场所。

（2）主要症状　流腮临床表现多样，其主要症状为单侧或双侧腮腺和（或）其他唾液腺肿胀、疼痛，张口和咀嚼或进食酸性食物时疼痛加剧。腮腺肿大通常持续7～10天。流腮并发症的发生随年龄和性别的不同而不同。≥15岁人群发生并发症的概率明显增加，男性高于女性。并发症主要包括睾丸炎、乳腺炎、卵巢炎、脑膜脑炎、胰腺炎、耳聋等。

4. 风疹

（1）疾病概况　风疹是一种呈全球性分布的，急性病毒性呼吸道传染疾病，人群普遍易感。儿童患病时通常病情轻微，30%～50%为亚临床感染或隐性感染，易被忽视，成为潜在传染源。妊娠期妇女患风疹则可能导致严重后果，如胎儿死亡或者先天性缺陷，即先天性风疹综合征。

（2）主要症状　风疹潜伏期一般为14～21天，平均为18天。早期出现头痛、咳嗽、咽痛等症状，之后面部首先出现浅红色斑丘疹，迅速遍及全身。耳前、枕骨和颈后淋巴结病变是特征性表现，红色斑丘疹通常持续1～3天，从脸和颈部开始，进而发展到身体。风疹皮疹较麻疹轻微且不发生融合。先天性风疹综合征的特点为多器官畸形，特别是脑、心脏、眼和耳畸形。20%～50%的风疹病毒感染可以不出现皮疹或是亚临床的，称为隐性感染。

5. 百日咳

（1）疾病概况　百日咳是由百日咳杆菌引起的急性呼吸道传染病，以阵发性痉挛性咳嗽，咳后吸气有特殊“鸡鸣”样高亢声为临床特征，多发生于儿童。本病病程较长，咳嗽症状可持续2～3个月，故名“百日咳”。百日咳主要的传播途径是通过吸入患者排出的飞沫或空气中的呼吸道分泌物。人群普遍易感，＜5岁儿童多发。血清学调查显示，咳嗽超过2周者约1/10感染了百日咳。

（2）主要症状　百日咳发病初期，可有低热、咳嗽、喷嚏、流泪等。初为单声干咳，2～3天热退后咳嗽加剧，以夜晚为甚。第7～14天后热退而出现阵发性痉咳。常为短促咳嗽10～30声，继之深长吸气。吸气时空气经狭窄、紧张状态的声带而发出“鸡鸣样”哮吼声。随后反复连串阵咳，直到大量黏痰咳出或随胃内容物吐出。痉咳常夜间明显。年长儿童和成年人可无典型痉挛性咳嗽。

6. 白喉

（1）疾病概况　白喉是由白喉杆菌引起的急性上呼吸道传染病，主要通过呼吸道飞沫传播。白喉杆菌能较长时间停留在外环境，也可以通过被污染的手、玩具、文具等传播。白喉发病以冬春季节为多见，儿童易感性最高。

（2）主要症状　白喉临床特征为鼻、咽、喉等处黏膜充血、肿胀并有灰白色假膜形成，导致呼吸障碍以及外毒素引起的中毒症状，严重者可发生心肌炎和末梢神经麻痹。

7. 破伤风

（1）疾病概况　破伤风是由破伤风杆菌产生外毒素引起的创伤感染性疾病，不具有传染性。破伤风杆菌通过破损的皮肤和黏膜感染人体，感染方式包括脐带感染和创伤感染两种。几乎人人都是易感者。

（2）主要症状　破伤风临床症状以特有的肌肉强直和阵发性痉挛为特点，包括牙关紧闭、颈项强直、角弓反张等，严重者出现呼吸肌痉挛导致呼吸暂停而死亡。

8. 结核病

（1）疾病概况　结核病是结核分枝杆菌引起的呼吸道传染病。肺结核患者，尤其痰涂片阳性，并有咳嗽、咳痰者是结核病的主要传染源。经呼吸道传播是结核病最主要的感染途径，其次是饮用未消毒的患结核病奶牛的牛乳。所有人群均可感染结核并患病，结核菌感染患病的重点人群包括婴幼儿、青少年、≥60岁老年人；艾滋病病毒感染者及艾滋病患者；糖尿病、矽肺、糖皮质激素及其他免疫抑制剂长期使用者等。肺结核可造成肺功能受损和肺源性心脏病等并发症；耐多药结核病病情严重，传染期长，严重影响患者生活质量，甚至危及生命。

（2）主要症状　包括低热、无力、盗汗、消瘦等结核中毒症状及与其他呼吸系统疾病相似的咳嗽、咳痰、咯血、胸痛等呼吸系统症状，常无特征性。

9. 乙型病毒性肝炎（乙肝）

（1）疾病概况　乙肝是由乙肝病毒感染引起的传染病。传染源为乙肝患者和乙肝病毒携带者。主要通过血液、性接触和母婴传播。人群对乙肝病毒普遍易感，感染结局与感染乙肝病毒时的年龄有关，年龄越小，转为慢性乙肝的可能越大。80%～90%的围生期感染者、30%的＜6岁儿童感染者可转为慢性乙肝，成年人感染乙肝病毒后转为慢性乙肝的比例＜10%。有15%~25%的慢性乙肝患者可发展为肝硬化和原发性肝细胞癌而导致死亡。

（2）主要症状　乙肝发病比较隐匿，临床上常表现为低热、乏力、食欲减退、恶心、呕吐、厌油、腹胀、肝区疼痛，可出现巩膜黄、尿黄如茶水样等黄疸症状、轻度发热等。重症者可能发展为肝硬化和原发性干细胞癌，甚至导致死亡。

10. 甲型病毒性肝炎（甲肝）

（1）疾病概况　甲肝是由甲肝病毒引起的消化道传染病。传染源主要是甲肝患者和隐性感染者（无肝炎症状和体征，但甲肝病毒IgM抗体呈阳性者）。粪－口途径是甲肝传播的主要途径。人群对甲肝病毒普遍易感。

（2）主要症状　甲肝常见临床症状有乏力、食欲减退、精神不振、呕吐、恶心、腹痛、部分患者出现黄疸，如巩膜、皮肤和尿发黄。无症状感染者常见。病程呈自限性，无慢性化。

11. 流行性脑脊髓膜炎（流脑）

（1）疾病概况　流脑是由脑膜炎奈瑟菌引起经呼吸道传播的急性化脓性脑膜炎。冬春季多发，发病以＜15岁儿童为主，＜7岁儿童病死率较高。我国每年报告数百例流脑，以散发为主，部分地区有聚集性病例发生。流脑重症病例可在24小时内死亡，幸存者中仍有10%~20%留有严重的后遗症。历史上我国流脑病例以A群脑膜炎奈瑟菌为主，近年来流脑病例中C群、B群脑膜炎奈瑟菌检出呈增多趋势，部分地区C群脑膜炎奈瑟菌已成为流行优势菌群，少数地区检出W135群、X群脑膜炎奈瑟菌。

（2）主要症状　流脑主要表现为急性发热、头痛、呕吐、皮肤黏膜瘀点（斑）和颈项强直等脑膜刺激征，严重者可出现休克及脑实质损害，常可危及生命，部分残留有听觉损伤、智力障碍等后遗症。

12. 流行性乙型脑炎（乙脑）

（1）疾病概况　乙脑是由媒介蚊虫传播引起的人畜共患的自然疫源性疾病。起病急，患者症状轻重不一，从隐性感染、轻症脑炎到病情严重的重症脑炎；重症病例常累及中枢神经系统，出现高热、惊厥、昏迷、直至痉挛性瘫痪，甚至死亡，幸存者常留有明显的后遗症。乙脑的传染源主要是猪，主要通过蚊虫叮咬而传播，人群普遍易感。

（2）主要症状　乙脑大多数患者症状较轻或呈无症状的隐性感染，仅少数出现中枢神经系统症状，表现为高热、意识障碍、惊厥、昏迷等。病死率较高，少数重症患者半年后仍有后遗症，主要有意识障碍、痴呆、失语、肢体瘫痪、癫痫等。

（七）预防接种注意事项及预防接种反应处置

疑似预防接种异常反应（adverse event following immunization，AEFI），是指在预防接种后发生的怀疑与预防接种有关的反应或事件。AEFI可能是疫苗或者接种操作所致，也可能与疫苗或者接种操作无关。

1. 疑似预防接种异常反应监测要求 接种单位发现疑似预防接种异常反应后，应及时向上级疾病预防控制机构报告，对预防接种后的一般反应进行处理，并协助疾病预防控制机构做好疑似预防接种异常反应的调查诊断。

2. 分类 疑似预防接种异常反应经过调查诊断分析，按发生原因分成以下5种类型。

（1）不良反应 合格的疫苗在实施规范接种后，发生的与预防接种目的无关或意外的有害反应，包括一般反应和异常反应。

1）一般反应 在预防接种后发生的，由疫苗本身所固有的特性引起的，对机体只会造成一过性生理功能障碍的反应，主要有发热和局部红肿，同时可能伴有全身不适、倦怠、食欲不振、乏力等综合症状。

2）异常反应 合格的疫苗在实施规范接种过程中或者实施规范接种后造成受种者机体组织器官、功能损害，相关各方均无过错的药品不良反应。

（2）疫苗质量事故 由于疫苗质量不合格，接种后造成受种者机体组织器官、功能损害。

（3）预防接种事故 由于在预防接种实施过程中违反预防接种工作规范、免疫程序、疫苗使用指导原则、接种方案，造成受种者机体组织器官、功能损害。

（4）偶合症 受种者在接种时正处于某种疾病的潜伏期或者前驱期，接种后巧合发病。

（5）心因性反应 在预防接种实施过程中或接种后因受种者心理因素发生的个体或者群体的反应。

3. 预防接种反应及处置原则 预防接种反应是指在预防接种后发生的怀疑与预防接种有关的反应或事件，可分为一般反应和异常反应。

（1）预防接种一般反应 是指在预防接种后发生的，由疫苗本身固有的特性引起的，对机体只会造成一过性生理功能障碍的反应，可分为全身反应和局部反应。①全身反应的临床表现为：少数受种者接种灭活疫苗后24小时内可能出现发热，一般持续1～2天，很少超过3天；个别受种者在接种疫苗后2～4小时即有发热；接种减毒活疫苗后，出现发热时间比接种灭活疫苗稍晚，如接种麻疹疫苗后6～10天可能会出现发热，个别受种者可能伴有轻型麻疹样症状。少数受种者接种疫苗后，除出现发热症状外，可能还伴有头痛、头晕、乏力全身不适等情况，一般持续1～2天。处置原则：受种者在发热≤37.5℃时，应加强观察，适当休息，多饮水，防止继发其他疾病；受种者发热＞37.5℃或≤37.5℃并伴有其他全身症状、异常哭闹等情况，应及时到医院诊治。②局部反应的临床表现为：少数受种者在进行皮下接种疫苗后数小时至24小时或稍后，局部出现红肿、热、痛。红肿范围一般不大，仅有少数人红肿直径＞30mm，一般在24～48小时逐步消退。接种卡介苗2周左右，局部可出现红肿浸润，随后化脓，形成小溃疡，大多在8～12周后结痂，一般不需要处理，但要注意局部清洁，防止继发感染。部分受种者接种含有吸附剂的疫苗，会出现因注射部位吸附剂不易吸收，刺激结缔组织增生，而形成硬结。处置原则：红肿直径和硬结＜15mm的局部反应，一般不需任何处理。红肿直径和硬结在15～30mm的局部反应，可用干净的毛巾热敷，每日数次，每次10～15分钟。红肿直径和硬结在≥30mm的局部反应，应及时到医院就诊。接种卡介苗出现局部红肿，不能热敷。

（2）预防接种异常反应　是指合格的疫苗在实施规范接种过程中或者实施规范接种后造成受种者机体组织器官、功能损害，相关各方均无过错的药品不良反应。预防接种异常反应调查诊断按照《预防接种工作规范》（2023年版）。下列情形不属于预防接种异常反应：因疫苗本身特性引起的接种后一般反应；因疫苗质量不合格给受种者造成的损害；因接种单位违反预防接种工作规范、免疫程序、疫苗使用指导原则，接种方案给受种者造成的损害；受种者在接种时正处于某种疾病的潜伏期或者前驱期，接种后偶合发病；受种者有疫苗说明书规定的接种禁忌，在接种前受种者或者其监护人未如实提供受种者的健康状况和接种禁忌证情况，接种后受种者原有疾病急性复发或者病情加重；因心理因素发生的个体或者群体的心因性反应。

（3）其他与预防接种相关的事件　因疫苗质量不合格给受种者造成伤害的，依照《中华人民共和国药品管理法》的有关规定处理。因接种单位违反预防接种工作规则、免疫程序、疫苗使用指导原则、接种方案给受种者造成伤害的，依照《医疗事故处理条例》的有关规定处理。

2. 国家实行预防接种异常反应补偿制度　预防接种是一项公共卫生措施，在保护绝大多数人群健康的同时，极个别人承担了发生异常反应的风险。充分考虑到受种者的权益，《疫苗流通和预防接种管理条例》中规定，对因异常反应引起的严重损害者给予一次性补偿，具体补偿办法由省、自治区、直辖市人民政府制定，属于一类疫苗引起的预防接种异常反应的补偿费用由省级财政安排，属于二类疫苗（自费接种）引起的预防接种异常反应的补偿费用由生产企业承担。

异常反应它是疫苗本身固有特性引起的，是不可避免的；异常反应的发生是小概率事件；它既不是疫苗质量问题造成，也不是实施差错造成，各方均无过错。通过预防接种建立免疫屏障，保护受种者同时，也保护了受种者周围人群。因此，对受种者予以一定经济补偿，不是赔偿。

（八）疑似预防接种异常反应的报告

1. 责任报告单位和报告人

（1）各级医疗机构、接种单位、各级疾病预防控制机构、各级药品不良反应监测机构和疫苗生产企业及其执行职务的人员为疑似预防接种异常反应的责任报告单位和报告人。

（2）接种单位及其工作人员在实施预防接种过程中或接种后发现疑似预防接种异常反应或者接到相关报告，应按《全国疑似预防接种异常反应监测方案》和《江苏省预防接种异常反应调查诊断工作规范》要求进行报告，并作相应处置。

2. 疑似预防接种异常反应的报告范围（按照发生时限分）

（1）接种24小时内　如出现过敏性休克、不伴休克的过敏反应（荨麻疹、斑丘疹、喉头水肿等）、中毒性休克综合征、晕厥、癔症等。

（2）接种5天内　发热（腋温≥38.6℃）、血管性水肿、全身化脓性感染（毒血症、败血症、脓毒血症）、接种部位发生的红肿（直径>2.5cm）、硬结（直径>2.5cm）、局部化脓性感染（局部脓肿、淋巴管炎和淋巴结炎、蜂窝织炎）等。

（3）接种15天内　如麻疹样或猩红热样皮疹、过敏性紫癜、局部过敏坏死反应（Arthus反应）、热性惊厥、癫痫、多发性神经炎、脑病、脑炎和脑膜炎等。

（4）接种6周内　如血小板减少性紫癜、格林-巴利综合征、疫苗相关麻痹型脊髓灰质炎等。

（5）接种3个月内　如臂丛神经炎、接种部位发生的无菌性脓肿。

（6）接种卡介苗后1～12个月内　如淋巴结炎或淋巴管炎、骨髓炎、全身播散性卡介苗感染等。

（7）其他　怀疑与预防接种有关的其他严重疑似预防接种异常反应。

3. 报告程序

（1）接种单位发现疑似预防接种异常反应或者接到相关报告后，应填写“接种单位疑似预防接种异常反应个案登记册”作为原始记录，同时填写“疑似预防接种异常反应个案报告卡”，在48小时内向所在地的县级疾病预防控制机构报告，并通过“中国免疫规划信息管理系统”进行网络报告。

（2）发现疑似与预防接种有关的死亡、严重残疾、群体性疑似预防接种异常反应、对社会有重大影响的疑似预防接种异常反应时，应当在发现后2小时内向所在地县级卫生行政部门、药品监督管理部门、县级疾病预防控制机构报告，同时填写“疑似预防接种异常反应个案报告卡”或“群体性疑似预防接种异常反应登记表”，并通过“中国免疫规划信息管理系统”进行网络报告。

（3）对于符合突发公共卫生事件定义和标准的死亡或群体性疑似预防接种异常反应，同时还应当按照《突发公共卫生事件》的有关规定进行报告。

（九）实践训练

1. 百白破疫苗主要预防哪几种疾病？请简述百白破疫苗的儿童免疫程序。

2. A群流脑多糖疫苗主要预防哪种疾病？请简述A群流脑多糖疫苗的儿童免疫程序。

3. 一儿童上午接种百白破疫苗后，晚上发现注射部位出现红肿，儿童家长打电话询问如何处理。作为预防接种医生，你应该询问哪些内容？你应如何解释和处理？

4. 某儿童在社区卫生服务机构接种乙脑减毒疫苗1个月后，接种部位发生无菌性脓肿。该儿童家长到社区卫生服务机构进行咨询，该种情况是否属于疑似预防接种异常反应的报告范围？如果该种情况是疑似预防接种异常反应的报告范围，应如何报告？

5. 李某某，2017年4月28日出生，2019年5月从吉林老家来江苏，10月到江苏省A市某幼儿园报名就读。江苏省A市辖区社区卫生服务机构预防接种单位对其接种证进行查验，发现该名儿童预防接种证为外省接种证，接种证记录该儿童接种过卡介苗1剂次，乙肝疫苗3剂次，麻风疫苗1剂次，脊灰疫苗3剂次，百白破疫苗3剂次，A群流脑疫苗2剂次，乙脑减毒活疫苗1剂次。如果你是预防接种单位工作人员，对该儿童进行入托查验接种证工作，应通知该名儿童家长或其监护人儿童需要补种什么疫苗？这些疫苗的补种原则是什么？

三、预防接种服务技术

根据国家免疫规划疫苗免疫程序，对辖区内0～6岁儿童进行常规预防接种。对重点人群开展应急接种及群体接种。应急接种是在传染病流行开始或有流行趋势时，为控制疫情蔓延，对易感人群开展的预防接种活动；如在重点地区对高危人群实施炭疽疫苗、钩体疫苗的应急接种。群体性预防接种是在特定范围和时间内，针对可能受某种传染病威胁的特定人群，有组织地集中实施的预防接种活动。根据传染病控制需要，开展乙肝疫苗、麻疹疫苗脊髓灰质炎疫苗等的强化免疫、补种免疫，群体性接种工作和应急接种工作。

（一）预防接种

1. 接种前的准备，用疫苗冷藏箱运输疫苗，根据疫苗说明书用冰箱在相应的环境温度和条件下存放疫苗。按接种对象人数的1.1倍准备相应规格的一次性注射器；根据各种疫苗受种人数计算领取疫苗数量，做好疫苗领发登记。准备好喂服脊髓灰质炎疫苗的药勺，温水喝小口杯。准备酒精棉球、棉签、体温表、听诊器血压计、压舌板、1∶1000肾上腺素、注射器毁型装置、医疗废物桶等。

2. 接种人员穿戴工作衣、帽、口罩和洗净双手，按说明书开展接种。

3. 接种人员需查验儿童预防接种证、卡（薄）或电子档案，核对受种儿童姓名、性别、出生日期及接种记录；确定本次受种儿童接种疫苗品种。

4. 对于不符合本次接种的儿童，向儿童家长或其监护人做好解释工作；对于因有接种禁忌而不能接种的儿童，接种人员应对儿童家长或其监护人提出医学建议，并在预防接种证和预防接种卡（薄）上记录。

5. 在实施接种前，接种人员应以口头或书面的形式告知受种者或其监护人所接种疫苗的品种、作用、禁忌、不良反应及注意事项。

6. 在实施接种前，接种人员应询问儿童家长或其监护人受种者的健康状况以及是否有接种禁忌证等情况，并如实记录。

7. 儿童家长或其监护人自愿选择接种与第一类疫苗同品种的二类疫苗时，接种者应告知承担的费用、预防接种异常反应补偿方式等。

8. 接种前应进行核对疫苗的品种，检查疫苗外观质量和有效期；未按说明书保存的疫苗一律不得使用。

9. 接种医生在接种操作前，“三查七对”，无误后予以接种。三查：检查受种者健康状况和接种禁忌证，检查对预防接种卡（薄）与儿童预防接种证，检查疫苗、注射器外观和批号。七对：核对受种者姓名、年龄、疫苗名称、规格、剂量、接种部位、接种途径。

10. 接种后及时在预防接种证、卡（薄）上记录所接种疫苗的年、月、日及批号等；同时将儿童接种记录相关信息资料录入信息系统。告知儿童家长或其监护人，受种者在接种后留在接种现场观察30分钟；如出现疑似异常接种反应，及时报告和处理。与儿童家长或其监护人预约下次接种疫苗的名称、时间和地点。

（二）预防接种禁忌证

目前，除接种狂犬疫苗外，接种其他任何疫苗都有禁忌证，通常的禁忌证有正在患有严重器官疾病，尤其是处于活动期的疾病；急性感染性疾病正在发热；对疫苗成分过敏等，免疫缺陷儿童不能接种活疫苗。在有明确禁忌证的时候，确实不能接种疫苗，应待接种对象病好后再接种。

（三）儿童不适宜接种疫苗的情况

1. 急性疾病　如果家长发现孩子正在发烧，特别是发热在37.6℃以上者，或同时伴有其他明显症状的儿童，应暂缓接种疫苗。孩子康复并经过一段时间调养后再接种疫苗。此外，如果孩子处于某种急性疾病的发病期或恢复期，或处于某种慢性疾病的急性发作期，均应推迟疫苗的接种，待孩子康复以后再接种疫苗。

2. 过敏体质　个别儿童有过敏体质，容易被家长忽视，有过敏体质的儿童接种疫苗后偶可引起过敏反应，造成发生不良反应的后果。所谓过敏体质，是指儿童反复接触某种物质，容易发生机体过敏反应，出现相应症状，其中以过敏性皮疹最为常见。如果发现过去接种某种疫苗曾发生过敏反应，则应停止接种。

3. 免疫功能不全　一般认为，儿童免疫功能不全，不仅预防接种后效果较健康人差，而且容易引起不良反应，特别是接种活疫苗时。比较严重的免疫功能不全包括免疫缺陷（例如无/低丙种球蛋白血症）、白血病、淋巴瘤、恶性肿瘤等。如果儿童容易反复发生细菌或病毒感染，感染后常伴有发热、皮疹及淋巴结肿大等症状，应怀疑存在免疫功能不全的可能性，接种疫苗时需特别小心。

4. 神经系统疾患　有神经系统疾患的人接种某些疫苗具有一定的危险性，因此已明确患有神经系统疾患的儿童，例如患有癫痫、脑病、癔症、脑炎后遗症、抽搐或惊厥等疾病，应在医生的指导下，谨慎接种疫苗。

（四）疫苗接种方法

1. 皮内接种法　主要用于卡介苗接种，注射部位为左上臂三角肌下缘皮内。皮内接种法操作如下：用相应规格注射器取1人份疫苗，排尽注射器内空气，皮肤常规消毒，左手紧绷注射部位皮肤，右手以平执式持注射器，食指固定针栓，针头斜面向上，与皮肤呈10°～15°角，快速刺入皮内，再用左手拇指固定针栓，缓慢注射疫苗，使注射部位形成一个圆形隆起的皮丘，然后迅速拔出针头。

2. 皮下接种法 主要用于麻疹疫苗、流脑疫苗、乙脑疫苗、风疹疫苗、腮腺炎疫苗等接种。接种部位为上臂外侧三角肌下缘附着处（凹陷处）皮肤。皮下接种法操作如下：用相应规格注射器取1人份疫苗，排尽注射器内空气，皮肤常规消毒，左手紧绷皮肤，右手以平执式持注射器，食指固定针栓，针头斜面向上，与皮肤呈30°～40°角，快速刺入皮肤，进针长度为1/2～2/3，松左手，固定针栓，回抽血（若有回血，需更换部位，重新注射），固定针管，缓慢注射疫苗。注射完毕后，用消毒干棉球或干棉签轻压针刺处，快速拔出针头，用消毒干棉球或干棉签轻压片刻。

3. 肌肉接种法 适用于注射吸附疫苗，包括百白破疫苗、白破疫苗、乙肝疫苗、脊髓灰质炎灭活疫苗等。接种部位可为上皮外侧三角肌中部、臀部外上1/4或大腿中段外侧肌中部。肌肉接种法操作如下：用相应规格注射器取1人份疫苗，排尽注射器内空气，皮肤常规消毒，左手将三角肌绷紧，右手以执毛笔式持注射器，与皮肤呈90°角，用前臂带动腕部的力量，将针头快速垂直刺入肌肉，进针长度约为针头的2/3，放左手，回抽血（若有回血，需更换部位，重新注射），固定针管，缓慢注射疫苗。注射完毕后，用消毒干棉球或干棉签轻压针刺处，快速拔出针头，用消毒干棉球或干棉签轻压片刻。

4. 口服法 常用于脊髓灰质炎减毒活疫苗的服用，可分为糖丸剂型和液体剂型两种。儿童口服脊髓灰质炎减毒活疫苗前后半小时内，不要母乳喂养。口服法操作如下：用消毒药勺将脊髓灰质炎疫苗送入儿童口中（液体疫苗可直接滴入），用凉开水送服。

（五）预防接种服务流程

预防接种服务流程见表2-15。

表2-15 预防接种服务流程

预防接种管理	预防接种	疑似预防接种异常反应处理
1. 及时为辖区内居住满3个月的0～6岁建立预防接种证和预防接种卡等儿童预防接种档案 2. 采取预约、通知单、电话、手机短信、网络、广播通知等适宜方式，通知儿童监护人，告知接种疫苗的种类、时间、地点和相关要求。在交通不方便的地区，可采取入户巡回的方式进行预防接种 3. 每半年对辖区内儿童的预防接种卡进行1次核查和整理	1. 接种前，查验儿童档案，核对受种者信息；询问健康状况以及是否有接种禁忌证，告知受种者或其监护人所接种疫苗种类、作用、禁忌不良反应以及注意事项。如实记录告知和询问情况 2. 接种时，再次查验核对受种者相关信息，核对无误后严格按照规定予以接种 3. 接种后，告知在留观室观察30分钟，及时在档案中做好记录，预约下次接种疫苗事宜	发现疑似预防接种异常反应，接种人员应按照《全国疑似预防接种异常反应监测方案》的要求进行处理和报告

（六）预防接种服务要求

1. 接种单位必须为区县级卫生行政部门指定的接种单位，并具备《疫苗储存和运输管理规范》规定的冷藏设施、设备和冷藏保管制度，按照要求进行疫苗的领发和冷链管理，保证疫苗质量。

2.《疫苗流通和预防接种管理条例》规定，经县级人民政府卫生主管部门依照本条例规定指定的医疗卫生机构，承担预防接种工作。接种单位要求具有医疗机构执业许可证件，具有经过县级人民政府卫生主管部门组织的预防接种专业培训并考核合格的执业医师、执业助理医师、护士或者乡村医生，具有符合疫苗储存、运输管理规范的冷藏设施、设备和冷藏保管制度。

3. 基层医疗卫生机构应积极通过乡镇（街道）、村（居）委会等多种渠道，积极发放预防接种宣传资料，积极开展入户排查，向预防接种服务对象或其监护人传播预防接种知识和信息，主动做好辖区内服务对象的发现和管理。

4. 根据预防接种需要，合理安排接种门诊开放频率、开放时间和预约服务时间，提供便利的预防接种服务。

（七）预防接种工作指标

1. 建证率=（年度辖区内已建立预防接种证人数/年度辖区内应建立预防接种证人数）×100%。

2. 某种疫苗接种率=（辖区内某种疫苗实际接种人数/年度辖区内某种疫苗应接种人数）×100%。

（八）实践训练

小军2019年4月21日出生于某城市，出生当天在医院产科预防接种了首剂乙肝疫苗和1剂次卡介苗。4月29日儿童家长按照医院产科的告知，携带新生儿首剂乙肝疫苗和卡介苗二联单前往居住地某社区卫生服务中心建档。

1. 如果你是该儿童居住地社区卫生服务中心接种单位工作人员，如何为该儿童建证？建档、建证时应告知儿童监护人哪些内容？

2. 如果5月20日儿童监护人带儿童来居住地预防接种单位，登记人员确定该儿童本次可以接种1剂次的乙肝疫苗，完成登记并签署知情同意书后，家长带儿童到接种台进行乙肝疫苗接种。预防接种医生在给儿童预防接种前“三查七对”包括哪些内容？接种后应当记录哪些预防接种信息？

3. 乙肝疫苗应如何接种？请详述具体预防接种注射操作步骤。

第四节　传染病及突发公共卫生事件应对处理技术

PPT

一、传染病及突发公共卫生事件概述

(一)突发公共卫生事件定义

突发公共卫生事件是指突然发生，造成或者可能造成社会公众健康严重损害的重大传染病疫情、群体性不明原因疾病、重大食物和职业中毒以及其他严重影响公众健康的事件。突发性公共卫生事件的分类方法有多种，从发生原因上分类，通常可分为：生物病原体所致疾病、食物中毒事件、有毒有害因素污染造成的群体中毒、出现中毒死亡或危害、自然灾害(如地震、火山爆发、泥石流、台风、洪涝等的突然袭击、意外事故引起的死亡、不明原因引起的群体发病或死亡)。在突发公共卫生事件发生前或者出现后，对可能引起突发公共卫生事件的因素进行预防和对已出现的突发公共卫生事件进行及时上报，采取相应的紧急监测预警和紧急处理，是保障突发公共卫生事件有效控制，减少社会经济和人民群众健康危害的重要措施。

(二)突发公共卫生事件的分级

突发公共卫生事件按照性质、危害程度、涉及范围，分为特别重大(Ⅰ级)、重大(Ⅱ级)、较大(Ⅲ级)和一般(Ⅳ级)，依次用红色、橙色、黄色、蓝色进行预警。

1. 有下列情形之一的为特别重大突发公共卫生事件(Ⅰ级)

(1)肺鼠疫、肺炭疽在大、中城市发生并有扩散趋势，或肺鼠疫、肺炭疽疫情波及2个以上的省份，并有进一步扩散趋势。

(2)发生传染性非典型肺炎、人感染高致病性禽流感病例，并有扩散趋势。

(3)涉及多个省份的群体性不明原因疾病，并有扩散趋势。

(4)发生新传染病或我国尚未发现的传染病发生或传入，并有扩散趋势，或发现我国已消灭的传染病重新流行。

(5)发生烈性病菌株、毒株、致病因子等丢失事件。

(6)周边以及与我国通航的国家和地区发生特大传染病疫情，并出现输入性病例，严重危及我国公共卫生安全的事件。

(7)国务院卫生行政部门认定的其他特别重大突发公共卫生事件。

2. 有下列情形之一的为重大突发公共卫生事件(Ⅱ级)

(1)在一个县(市)行政区域内，一个平均潜伏期内(6天)发生5例以上肺鼠疫、肺炭疽病例，或者相关联的疫情波及2个以上的县(市)。

(2)发生传染性非典型肺炎、人感染高致病性禽流感疑似病例。

（3）腺鼠疫发生流行，在一个市（地）行政区域内，一个平均潜伏期内多点连续发病20例以上，或流行范围波及2个以上市（地）。

（4）霍乱在一个市（地）行政区域内流行，1周内发病30例以上，或波及2个以上市（地），有扩散趋势。

（5）乙类、丙类传染病波及2个以上县（市），1周内发病水平超过前5年同期平均发病水平2倍以上。

（6）我国尚未发现的传染病发生或传入，尚未造成扩散。

（7）发生群体性不明原因疾病，扩散到县（市）以外的地区。

（8）发生重大医源性感染事件。

（9）预防接种或群体预防性服药出现人员死亡。

（10）一次食物中毒人数超过100人并出现死亡病例，或出现10例以上死亡病例。

（11）一次发生急性职业中毒50人以上，或死亡5人以上。

（12）境内外隐匿运输、邮寄烈性生物病原体、生物毒素造成我境内人员感染或死亡的。

（13）省级以上人民政府卫生行政部门认定的其他重大突发公共卫生事件。

3. 有下列情形之一的为较大突发公共卫生事件（Ⅲ级）

（1）发生肺鼠疫、肺炭疽病例，一个平均潜伏期内病例数未超过5例，流行范围在一个县（市）行政区域以内。

（2）腺鼠疫发生流行，在一个县（市）行政区域内，一个平均潜伏期内连续发病10例以上，或波及2个以上县（市）。

（3）霍乱在一个县（市）行政区域内发生，1周内发病10～29例，或波及2个以上县（市），或市（地）级以上城市的市区首次发生。

（4）一周内在一个县（市）行政区域内，乙、丙类传染病发病水平超过前5年同期平均发病水平1倍以上。

（5）在一个县（市）行政区域内发现群体性不明原因疾病。

（6）一次食物中毒人数超过100人，或出现死亡病例。

（7）预防接种或群体预防性服药出现群体心因性反应或不良反应。

（8）一次发生急性职业中毒10～49人，或死亡4人以下。

（9）市（地）级以上人民政府卫生行政部门认定的其他较大突发公共卫生事件。

4. 有下列情形之一的为一般突发公共卫生事件（Ⅳ级）

（1）腺鼠疫在一个县（市）行政区域内发生，一个平均潜伏期内病例数未超过10例。

（2）霍乱在一个县（市）行政区域内发生，1周内发病9例以下。

（3）一次食物中毒人数30～99人，未出现死亡病例。

（4）一次发生急性职业中毒9人以下，未出现死亡病例。

（5）县级以上人民政府卫生行政部门认定的其他一般突发公共卫生事件。

（三）传染病定义及分类

传染病是指病原体（细菌、病毒、寄生虫、支原体、衣原体等）感染的，能在人与人、人与动物、动物与动物之间相互传播的感染性疾病。传染病在人群中的发生发展过程需具备传染源、传播途径和易感人群三个基本环节；传染病的流行强度根据其严重程度和波及范围可分为散发、暴发和流行。目前《中华人民共和国传染病防治法》法定报告传染病分为甲、乙、丙3类。

1. 甲类传染病 鼠疫、霍乱。

2. 乙类传染病 传染性非典型肺炎、艾滋病、病毒性肝炎、脊髓灰质炎、人感染高致病性禽流感、麻疹、流行性出血热、狂犬病、流行性乙型脑炎、登革热、炭疽、细菌性和阿米巴性痢疾、肺结核、伤寒和副伤寒、流行性脑脊髓膜炎、百日咳、白喉、新生儿破伤风、猩红热、布鲁氏菌病、淋病、梅毒、钩端螺旋体病、血吸虫病、疟疾。

3. 丙类传染病 流行性感冒、流行性腮腺炎、风疹、急性出血性结膜炎、麻风病、流行性和地方性斑疹伤寒、黑热病、包虫病、丝虫病，除霍乱、细菌性和阿米巴性痢疾、伤寒和副伤寒以外的感染性腹泻病。

上述规定以外的其他传染病，根据其暴发、流行情况和危害程度，需要列入乙类、丙类传染病的，由国务院卫生行政部门决定并予以公布。对乙类传染病中传染性非典型肺炎、炭疽中的肺炭疽和人感染高致病性禽流感，采取本法所称甲类传染病的预防、控制措施。其他乙类传染病和突发原因不明的传染病需要采取本法所称甲类传染病的预防、控制措施的，由国务院卫生行政部门及时报经国务院批准后予以公布、实施。

二、传染病和突发公共卫生事件报告和处理服务规范

（一）服务对象

辖区内服务人口。

（二）服务内容

1. 传染病疫情和突发公共卫生事件风险管理 在疾病预防控制机构和其他专业机构指导下，乡镇卫生院、村卫生室和社区卫生服务中心（站）协助开展传染病疫情和突发公共卫生事件风险排查、收集和提供风险信息，参与风险评估和应急预案制（修）订。

2. 传染病和突发公共卫生事件的发现、登记 乡镇卫生院、村卫生室和社区卫生服务中心（站）应规范填写门诊日志、入/出院登记本、X线检查和实验室检测结果

登记本。首诊医生在诊疗过程中发现传染病患者及疑似患者后，按要求填写《中华人民共和国传染病报告卡》；如发现或怀疑为突发公共卫生事件时，按要求填写《突发公共卫生事件相关信息报告卡》。

3. 传染病和突发公共卫生事件相关信息报告

（1）报告程序与方式　具备网络直报条件的机构，在规定时间内进行传染病和（或）突发公共卫生事件相关信息的网络直报；不具备网络直报条件的，按相关要求通过电话、传真等方式进行报告，同时向辖区县级疾病预防控制机构报送《传染病报告卡》和（或）《突发公共卫生事件相关信息报告卡》。

（2）报告时限　发现甲类传染病和乙类传染病中的肺炭疽、传染性非典型肺炎、脊髓灰质炎、人感染高致病性禽流感患者或疑似患者，或发现其他传染病、不明原因疾病暴发和突发公共卫生事件相关信息时，应按有关要求于2小时内报告。发现其他乙、丙类传染病患者、疑似患者和规定报告的传染病病原携带者，应于24小时内报告。

（3）订正报告和补报　发现报告错误，或报告病例转归或诊断情况发生变化时，应及时对《传染病报告卡》和（或）《突发公共卫生事件相关信息报告卡》等进行订正；对漏报的传染病病例和突发公共卫生事件，应及时进行补报。

4. 传染病和突发公共卫生事件的处理

（1）患者医疗救治和管理　按照有关规范要求，对传染病患者、疑似患者采取隔离、医学观察等措施，对突发公共卫生事件伤者进行急救，及时转诊，书写医学记录及其他有关资料并妥善保管。

（2）传染病密切接触者和健康危害暴露人员的管理　协助开展传染病接触者或其他健康危害暴露人员的追踪、查找，对集中或居家医学观察者提供必要的基本医疗和预防服务。

（3）流行病学调查　协助对本辖区患者、疑似患者和突发公共卫生事件开展流行病学调查，收集和提供患者、密切接触者、其他健康危害暴露人员的相关信息。

（4）疫点疫区处理　做好医疗机构内现场控制、消毒隔离、个人防护、医疗垃圾和污水的处理工作。协助对被污染的场所进行卫生处理，开展杀虫、灭鼠等工作。

（5）应急接种和预防性服药　协助开展应急接种、预防性服药、应急药品和防护用品分发等工作，并提供指导。

（6）宣传教育　根据辖区传染病和突发公共卫生事件的性质和特点，开展相关知识技能和法律法规的宣传教育。

5. 协助上级专业防治机构做好结核病和艾滋病患者的宣传、指导服务以及非住院患者的治疗管理工作，相关技术要求参照有关规定。

（三）服务流程

1. 发现和登记

（1）首诊医生在诊疗过程中发现传染病患者、疑似患者后，按要求填写《中华人民共和国传染病报告卡》。

（2）如发现或怀疑为突发公共卫生事件时，按要求填写《突发公共卫生事件相关信息报告卡》。

2. 报告处理

（1）报告程序和方式　具备网络直报条件的责任报告单位，在规定时间内进行传染病和（或）突发公共卫生事件相关信息的网络直报；不具备网络直报条件的责任报告单位，按相关要求通过电话、传真等方式进行传染病和（或）突发公共卫生事件相关信息报告，同时向辖区县级疾病预防控制机构报送《传染病报告卡》和（或）《突发公共卫生事件相关信息报告卡》。

（2）报告时限　发现甲类传染病和乙类传染病中的肺炭疽、传染性非典型肺炎、脊髓灰质炎、人感染高致病性禽流感患者或疑似患者，或发现其他传染病、不明原因疾病暴发和突发公共卫生事件相关信息时，应按有关要求于2小时内报告。发现其他乙、丙类传染病患者、疑似患者和规定报告的传染病病原携带者，应于24小时内报告。

（3）订正报告和补报　发现报告错误，或报告病例转归或诊断情况发生变化时，应及时对《传染病报告卡》和（或）《突发公共卫生事件相关信息报告卡》等进行订正；对漏报的传染病病例和（或）突发公共卫生事件，应及时进行补报。

3. 传染病及突发公共卫生事件的报告和处理服务流程　如图2-4所示。

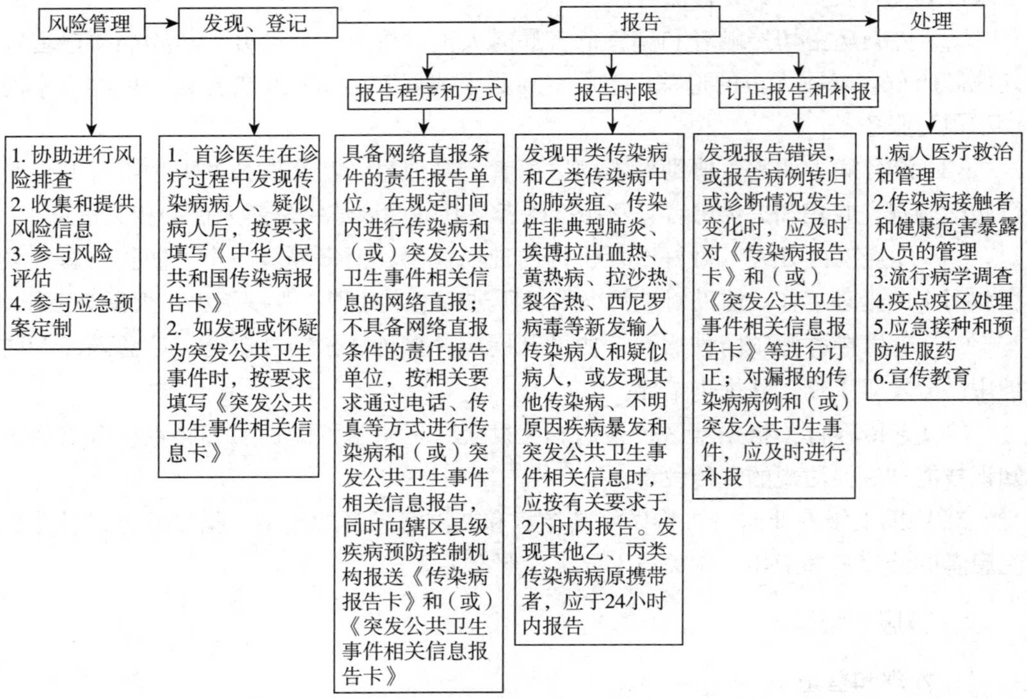

图2-4　传染病及突发公共卫生事件的报告和处理服务流程

（四）服务要求

1. 乡镇卫生院、村卫生室和社区卫生服务中心（站）应按照《中华人民共和国传染病防治法》《突发公共卫生事件应急条例》《国家突发公共卫生事件应急预案》等法律法规要求，建立健全传染病和突发公共卫生事件报告管理制度，协助开展传染病和突发公共卫生事件的报告和处置。

2. 乡镇卫生院、村卫生室和社区卫生服务中心（站）要配备专（兼）职人员负责传染病疫情及突发公共卫生报告管理工作，定期对工作人员进行相关知识和技能的培训。

3. 乡镇卫生院、村卫生室和社区卫生服务中心（站）要做好相关服务记录，《传染病报告卡》和《突发公共卫生事件相关信息报告卡》应至少保留3年。

（五）考核指标

1. 传染病疫情报告率=报告卡片数/登记传染病病例数×100%。

2. 传染病疫情报告及时率=报告及时的病例数/报告传染病病例数×100%。

3. 突发公共卫生事件相关信息报告率=及时报告的突发公共卫生事件相关信息数/应报告突发公共卫生事件相关信息数×100%。

（六）管理服务表格及说明

1. 传染病报告卡　见表2-16。

表2-16　传染病报告卡

卡片编号：　　　　　　　　　　报卡类别：1.初次报告　2.订正报告

患者姓名*：_________（患儿家长姓名：_________）

身份证号：　　　　　　　　　　性别*：男　女

出生日期*：____年____月____日（如出生日期不详，实际年龄：______）

年龄单位：岁　月　天

工作单位：________________联系电话：______________

患者属于*：　本县区　本市其他县区　本省其他市　外省　港澳台　外籍

现住址（详填）*：____省____市____县（区）____乡（镇、街道）____村____（门牌号）

患者职业*：

幼托儿童、散居儿童、学生（大中小学）、教师、保育员及保姆、餐饮食品业、商业服务、医务人员、工人、民工、农民、牧民、渔（船）民、干部职员、离退人员、待业、不详、其他______

病例分类*：（1）疑似病例、临床诊断病例、实验室确诊病例、病原携带者、阳性检测结果（献血员）

（2）急性、慢性（乙肝、血吸虫病填写）

病例日期*：____年____月____日

诊断日期*：____年____月____日

死亡日期*：____年____月____日

续表

甲类传染病*： 鼠疫、霍乱
乙类传染病*： 传染性非典型肺炎、艾滋病、病毒性肝炎（甲型、乙型、丙型、戊型、未分型）、脊髓灰质炎、人感染高致病性禽流感、麻疹、流行性出血热、狂犬病、流行性乙型脑炎、登革热、甲型H1N1流感、炭疽（肺炭疽、皮肤炭疽、未分型）、痢疾（细菌性、阿米巴性）、肺结核（涂阳、仅培阳、菌阴、未痰检）、伤寒（伤寒、副伤寒）、流行性脑脊髓膜炎、百日咳、白喉、新生儿破伤风、猩红热、布鲁氏菌病、淋病、梅毒（Ⅰ期、Ⅱ期、Ⅲ期、Ⅳ期、胎传、隐性）、钩端螺旋体病、血吸虫病、疟疾（间日疟、恶性疟、未分型）。
丙类传染病*： 流行性感冒、流行性腮腺炎、风疹、急性出血性结膜炎、手足口病、麻风病、流行性和地方性斑疹伤寒、黑热病、棘球蚴病、丝虫病，除霍乱、细菌性和阿米巴性痢疾、伤寒和副伤寒以外的感染性腹泻病。
其他法定管理及重点监测传染病：　肠出血性大肠杆菌感染性腹泻　不明原因传染病 订正病名：__________　退卡原因：__________ 报告单位：__________　联系电话：__________ 报告医生：__________　填卡日期*：______年______月______日 备注：

2. 突发公共卫生事件相关信息报告卡　见表2-17。

表2-17　突发公共卫生事件行管信息报告卡

□初步报告　□进程报告（______次）　□结案报告

填报单位（盖章）：______________　填报日期：______年______月______日 报告人：__________　联系电话：__________ 事件名称：__________ 信息类别：1.传染病；2.食物中毒；3.职业中毒；4.其他中毒事件；5.环境卫生；6.免疫接种；7.群体性不明原因疾病；8.医疗机构内感染；9.放射性卫生；10.其他公共卫生 突发事件等级：1.特别重大；2.重大；3.较大；4.一般；5.未分级；6.非突发事件 初步诊断：__________　初步诊断日期：______年______月______日 订正诊断：__________　订正诊断日期：______年______月______日 确诊分级时间：______年______月______日　订正分级时间：______年______月______日 报告地区：______省______市______县（区） 报告地区：______省______市______县（区）______乡（镇） 详细地点：__________ 事件发生场所：1.学校；2.医疗卫生机构；3.家庭；4.宾馆饭店写字楼；5.餐饮服务单位；6.交通运输工具；7.菜场、商店或超市；8.车站、码头或机场；9.党政机关办公场所；10.企事业单位办公场所；11.大型厂矿企业生产场所；12.中小型厂矿企业生产场所；13.城市住宅小区；14.城市其他公共场所；15.农村村庄；16.农村农田野外；17.其他重要公共场所；18.若为医疗卫生机构，则（1）类别：①公办医疗机构；②疾病预防控制机构；③采供血机构；④检验检疫机构；⑤其他及私立机构；（2）感染部门：①病房；②手术室；③门诊；④化验室；⑤药房；⑥办公室；⑦治疗室；⑧特殊检查室；⑨其他场所；19.若为学校，则类别为：①托幼机构；②小学；③中学；④大、中专学校；⑤综合类学校；⑥其他

续表

事件信息来源：1.属地医疗机构；2.外地医疗机构；3.报纸；4.电视；5.特报号电话95120；6.互联网；7.市民电话报告；8.上门直接报告；9.本系统自动预警产生；10.广播；11.填报单位人员目睹；12.其他
事件信息来源详细：________________________________
事件波及的地域范围：________________________________
新报告病例数：____________　新报告死亡数：____________　排除病例数：____________
累计报告病例数：____________　累计报告死亡数：____________
事件发生时间：_____年_____月_____日_____时_____分
接到报告时间：_____年_____月_____日_____时_____分
首例患者发病时间：_____年_____月_____日_____时_____分
末例患者发病时间：_____年_____月_____日_____时_____分
主要症状：1.呼吸道症状；2.胃肠道症状；3.神经系统症状；4.皮肤黏膜症状；5.精神症状；6.其他（对症状的详细描述可在附表中详填）
主要体征：（可在附表中详填）
主要体征：（可在附表中详填）
主要措施与效果：（可在附表中详填）

三、实践训练

1. 某小学一起诺如病毒胃肠炎疫情的调查与处置

××××年××月××日—××月××日11点，某社区卫生服务中心先后接诊来自某小学20余名出现“呕吐、腹泻、腹痛”症状的儿童患者，腹泻患儿水样便，无黏液和脓血，大便常规镜检白细胞小于16/HP，未见红细胞，血常规白细胞正常或者升高，患儿呕吐物为内容物。

假如你是该社区卫生服务中心公共卫生科医生，你将如何应对和处置？

2. 某市及时处置一起学校结核病疫情的调查与建议

××××年1月17日某市慢性病防治院预防控制科接到学校结核病预警信息，某市医院确诊报告一例学校结核病病例。接到预警信息通知立即向该市卫生健康局疾控科和该市教育和体育局进行了信息通报。根据市教育和体育局、市卫生健康局工作安排，到患者学校，对与患者接触的学生和教师进行结核病筛查。××××年1月18日，到患者学校对符合要求的教师、学生进行结核菌素试验（PPD试验），现场共接种学生36人，教师9人，并于××××年1月21日到学校对皮试结果进行了观察，有3名教师呈阳性，其余结果全部阴性；全体教师做胸部X线检查，未见异常。

假如你是负责学校结核病疫情调查的公共卫生科医生，你将如何建议？

3. 幼儿园手足口病聚集性疫情处置

（1）某年5月15日，社区卫生服务中心张医生先后接诊了2名患儿，症状为手、足、口腔颊部出现多处疱疹，张医生根据患者的症状，诊断为“手足口病”，并且了解到这两名幼儿均为辖区内A幼儿园小（2）班学生。张医生立即电话报告本单位的防保医生。如果您是社区卫生服务中心的防保医生，接到张医生电话后，是否考虑为一聚集性病例？应该怎么应对？

（2）辖区疾控中心接到社区卫生服务中心的电话报告后，当即派流调人员到A幼儿园开展现场调查及疫情处置。通过调查，了解到A幼儿园位于一居民小区内，共有10个班级，290名学生，31名教职工。班级分布是：2个托班、2个小班、3个中班、3个大班。在A幼儿园周围医院搜索5月5～15日期间因手、足、口、臀、膝盖等部位出现皮疹的学生；搜索A幼儿园因病缺课系统，探访各个班级班主任。结果：A幼儿园在5月15～15日期间共有11名学生手、足、口、臀、膝盖等部位出现皮疹，被医院诊断为“手足口病”，首发病例5月15日发病，为小（2）班学生。11名患儿分布在两个班级，小（2）班6例患儿（包含首发病例），小（1）班5例患儿，11名患儿都是轻症病例。该起疫情是否达到聚集性疫情或者暴发疫情标准？幼儿园班级停课的标准是什么？小（1）班和小（2）班需要停课吗？社区卫生服务中心应如何管理居家治疗手足口病患儿？居家隔离患儿达到什么条件方可复园？

（3）小（1）班和小（2）班于5月16日开始停课，区疾控消杀队对两个教室实施环境终末消毒，保育员对学生用具实施终末消毒。5月26日复课，停课期间未有新增病例。5月26日，小（1）班和小（2）班复园，请问尚未痊愈的患儿是否可以复园？如果不可以，什么时候可以复园？

重点小结

本章重点介绍居民健康档案的建档对象和建档内容，纸质健康档案和电子健康档案的填写内容及填写总体要求；介绍了健康教育服务技术规范，预防接种服务技术规范和传染病和突发公共卫生事件报告和处理服务规范。

参考答案

目标检测

一、选择题

1. 建立居民健康档案的方式有（　）

A. 入户服务　　B. 疾病筛查

C. 预约建档　　D. 健康体检

E. 以上均包括

2. 以下不属于建立居民健康档案重点人群的是（　）

A. 孕产妇　　B. 肺结核患者

C. 青年人　　D. 老年人

E. 0～6岁儿童

3. 个人健康服务凭证类型包括（　）

A. 出生医学证明　　B. 健康证

C. 残疾证　　D. 电子健康卡

E.以上均包括

4. 建立健康档案的基本原则（ ）

A.居民自愿原则　　B.循序渐进原则

C.有效使用原则　　D.信息共享原则

E.自愿免费原则

5. 确立建档对象流程为（ ）

A.辖区常住居民和重点管理人群　　B.辖区常住居民和非常住居民

C.一般人群和慢性患者群　　D.健康人群和疾病人群

E.已建档人群和非建档人群

二、思考题

1. 居民健康档案填写内容包括哪些方面？

2. 开展个体化健康教育的意义是什么？

3. 简述儿童入托、入学查验接种证的工作程序。

4. 传染病及突发公共卫生事件报告和处理的服务对象为辖区人口，是否包括辖区内的流动人口？

第三章　特殊人群公共卫生服务技术

学习目标

知识目标：通过本章的学习，应能掌握0～6岁儿童健康管理服务技术，孕产妇健康管理服务技术和老年人健康管理服务技术；熟悉0～6岁儿童健康管理服务流程，孕产妇健康管理服务流程，老年人健康管理服务流程；了解0～6岁儿童健康管理、孕产妇健康管理和老年人健康管理的目的和意义。

技能目标：在整体学习基础上，能运用所学知识开展0～6岁儿童健康管理服务技术、孕产妇健康管理服务技术和老年人健康管理服务技术，完成工作指标。

素质目标：通过本章学习，树立关注"一老一小"健康服务理念，加快推进"全人、全程、无缝隙"健康管理服务模式，不断提升人民群众的健康素养和健康水平，助推健康中国建设。

情境导入

情境：王医生是乡镇社区卫生服务中心预防保健科的一名访视医生，负责辖区新生儿的访视工作。2024年7月1日，王医生对辖区内一名婴儿进行家庭访视。孩子一般情况如下：出生7天，足月顺产，出生体重3.4kg，身长50cm，母乳喂养，婴儿精神状态佳，吃奶情况好，大便呈糊状、金黄色。母亲妊娠期及分娩时无异常。体温36.8℃，体重3.52kg，前囟1.0cm×1.0cm、平软，面部、颈部及躯干浅黄，巩膜有轻度黄染。经皮胆红素测定最高值10.8mg/dl。

思考：1. 王医生本次家庭访视的目的和内容是什么？

2. 本身家庭访视发现了哪些问题？

3. 依据此次家庭访视，王医生需要给出哪些建议？

第一节　0～6岁儿童健康管理服务技术

PPT

一、0～6岁儿童健康管理服务规范

0～6岁儿童健康管理和预防接种是国家基本公共卫生服务的内容之一。0～6岁儿童健康管理将为儿童一生的健康奠定重要的成长基础。根据儿童不同年龄期的生

长发育特点，开展相应的健康管理服务，以保障和促进儿童身心健康发育，减少疾病发生；通过开展儿童健康管理，还可以早发现、早治疗儿童的出生缺陷，预防和控制残疾的发生和发展，进一步提高儿童生命质量。0～6岁儿童健康管理主要包括新生儿访视、新生儿满月健康管理、婴幼儿健康管理和学龄前儿童健康管理。

（一）0～6岁儿童健康管理的服务对象

1. 户籍在本辖区内常住的0～6岁儿童。

2. 户籍不在本辖区内，但在本辖区内居住半年及以上的0～6岁儿童。

（二）0～6岁儿童健康管理服务流程及说明

按时间、地点，询问、检查项目、分类、指导等对0～6岁儿童的健康管理服务，共计13次随访服务。0～6岁儿童健康管理服务流程如图3-1所示。

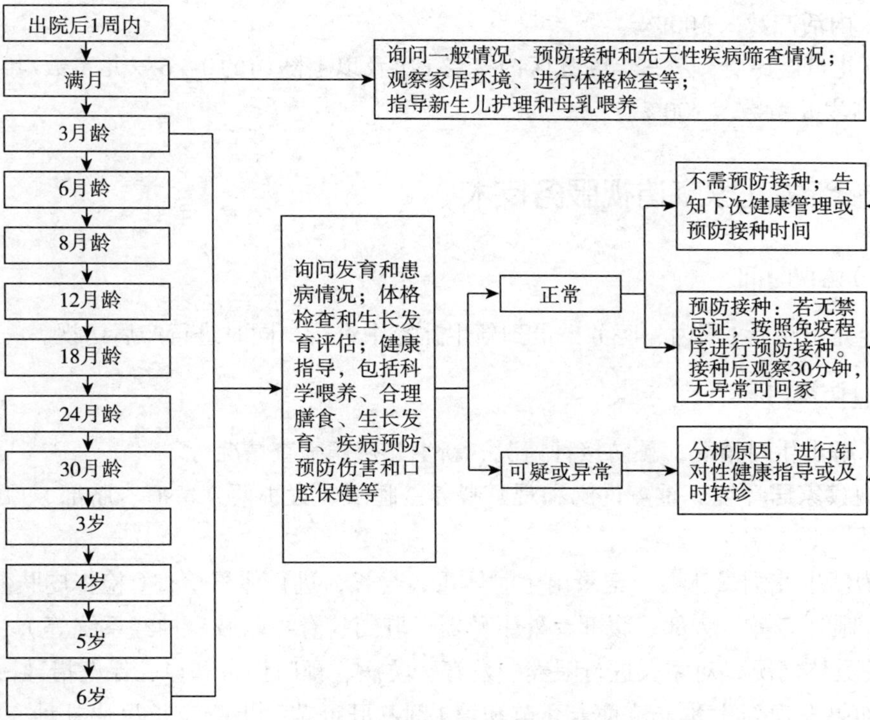

图3-1　0～6岁儿童健康管理服务流程图

（三）服务要求与工作指标

1. 服务要求

（1）开展儿童健康管理的乡镇卫生院、村卫生室和社区卫生服务站等医疗机构应当具备所需的基本设备和条件。

（2）从事儿童健康管理工作的人员（含乡村医生）应取得相应的执业资格，并接受过儿童保健专业技术培训，按照国家儿童保健有关规范的要求进行儿童健康管理。

（3）乡镇卫生院、村卫生室和社区卫生服务中心（站）等机构应通过妇幼卫生网络、预防接种系统以及日常医疗卫生服务等多种途径掌握辖区中的适龄儿童数，并加强与托幼机构的联系，取得配合，做好儿童的健康管理。

（4）加强宣传，向儿童监护人告知服务内容，使更多的儿童家长愿意接受服务。

（5）儿童健康管理服务在时间上应与预防接种时间相结合。鼓励在儿童每次接受免疫规划范围内的预防接种时，对其进行体重、身长（高）测量，并提供健康指导服务。

（6）每次服务后及时记录相关信息，纳入儿童健康档案。

（7）积极应用中医药方法，为儿童提供生长发育与疾病预防等健康指导。

2. 工作指标

（1）新生儿访视率=年度辖区内按照规范要求接受1次及以上访视的新生儿人数/年度辖区内活产数×100%。

（2）儿童健康管理率=年度县区内接受1次及以上随访的0～6岁儿童数/年度辖区内0～6岁儿童数×100%。

二、新生儿家庭访视服务技术

（一）访视时间

新生儿出院后1周内，医务人员到新生儿家中进行，同时进行产后访视。

（二）访视内容

1. 了解出生时情况、预防接种情况、新生儿疾病筛查情况等。

2. 观察家居环境，重点询问和观察喂养、睡眠、大小便、黄疸、脐部、口腔发育等情况。

3. 为新生儿测量体温、记录出生时体重、身长，进行体格检查（检查皮肤黏膜、头颈部、眼耳口鼻、胸部、腹部、外生殖器、肛门、脊柱四肢、神经系统等），根据新生儿的具体情况，对家长进行喂养、发育、防病、预防伤害和口腔保健指导。

4. 如果发现新生儿未接种卡介苗和第1剂乙肝疫苗，提醒家长尽快补种。如果发现新生儿未接受新生儿疾病筛查，告知家长到具备筛查条件的医疗保健机构补筛。

5. 对于低出生体重、早产、双多胎或有出生缺陷等具有高危因素的新生儿根据实际情况增加家庭访视次数。

6. 填写访视记录表。新生儿访视记录表见表3-1。

表3-1　新生儿访视记录表

姓名：　　　　　　　　　　　　　　　　　　　　　　　　　　　　编号□□□-□□□□□

性别：1.男　2.女　9.未说明的性别　0.未知性别　□		出生日期：□□□□-□□-□□	
身份证号：		家庭住址：	
父亲	姓名：	职业：	联系电话：
母亲	姓名：	职业：	联系电话：
出生孕周：　　周		母亲妊娠期患病情况：1.无　2.糖尿病　3.妊娠期高血压　4.其他　□	
助产机构名称：		出生情况：1.顺产 2.头胎吸引 3.产钳 4.剖宫产 5.双多胎 6.臀位 7.其他　□/□	
新生儿窒息：1.无　2.有　□ （Apgar评分：1分钟　5分钟　不详）		畸形：1.无　2.有　□	
新生儿听力筛查：1.通过　2.未通过　3.未筛查　4.不详　□			
新生儿疾病筛查：1.未进行　2.检查均阴性　3.甲低　4.苯丙酮尿症　5.其他遗传代谢病　□/□			
新生儿出生体重：　　kg	目前体重：　　kg	出生身长：　　cm	
喂养方式：1.纯母乳 2.混合 3.人工　□	吃奶量：　　ml/次	吃奶次数：　　次/日	
呕吐：1.无　2.有　□	大便：1.糊状 2.稀 3.其他　□	大便次数：　　次/日	
体温：　　℃	心率：　　次/分	呼吸频率：　　次/分	
面色：1.红润 2.黄染 3.其他________		黄疸部位：1.无 2.面部 3.驱赶 4.四肢 5.手足　□/□/□/□	
前囟：_____cm×_____cm　1.正常　2.膨隆　3.凹陷　4.其他　□			
眼睛：1.未见异常　2.异常　□		四肢活动度：1.未见异常　2.异常　□	
耳外观：1.未见异常　2.异常　□		颈部包块：1.无　2.有　□	
鼻：1.未见异常　2.异常　□		皮肤：1.未见异常　2.湿疹　3.糜烂　4.其他　□	
口腔：1.未见异常　2.异常　□		外生殖器：1.未见异常　2.异常　□	
心肺听诊：1.未见异常　2.异常　□		腹部：1.未见异常　2.异常　□	
腹部触诊：1.未见异常　2.异常　□		脊柱：1.未见异常　2.异常　□	
脐带：1.未脱　2.脱落　3.脐部渗出　4.其他　□			
转诊建议：1.无　2.有　原因：　　机构及科室：　□			
指导：1.喂养指导　2.发育指导　3.防病指导　4.预防伤害指导　5.口腔保健指导			
本次访视日期：　　年　　月　　日		下次随访地点：	
下次访视日期：　　年　　月　　日		随访医生姓名：	

填表说明：

1.姓名：填写新生儿的姓名。如果没有起名则填写母亲姓名+之男或之女。若不是以新生儿的身份纳入管理，则填写该表至“出生情况”一栏后，按照对应月龄填写其他的检查记录表。

2.出生日期：按照年（4位）、月（2位）、日（2位）顺序填写，例如20240101。

3.身份证号：填写新生儿身份证号，若无，可暂时空缺，待户口登记后再补填。

4.父亲、母亲情况：分别填写新生儿父母的姓名、职业、联系电话。

5.出生孕周：指新生儿出生时母亲妊娠周数。

6.助产机构名称：对于非住院分娩的情况写无。

7.新生儿听力筛查：询问是否做过新生儿听力筛查，并在相应结果上划“√”。

8.新生儿疾病筛查：询问是否做过新生儿疾病筛查，并在相应结果上划“√”。

9.喂养方式：将询问结果在相应方式上划“√”。

纯母乳喂养指只给婴儿喂母乳，而不给其他任何的液体和固体食物。但允许在医学指征的情况下，加喂药物、维生素和矿物质。

混合喂养指婴儿喂母乳同时，喂其他乳类及乳制品。

人工喂养指无母乳，完全给婴儿喂其他乳类和代乳品。

10.吃奶量和吃奶次数：纯母乳喂养或混合喂养儿童不必填写吃奶量。

11.黄疸部位：可多选。

12.查体

①眼睛：婴儿有目光接触，眼球能随物体的移动而移动，结膜无充血、溢泪、溢脓时，判断为“未见异常”。

②耳外观：当外耳无畸形、外耳道无异常分泌物，无外耳湿疹时，判断为“未见异常”。

③鼻：当外观正常且双鼻孔通气良好时，判断为“未见异常”。

④胸部：当未闻及心脏杂音，心率和肺部呼吸音无异常时，判断为“未见异常”。

⑤腹部：肝脾触诊无异常时，判断为“未见异常”。

⑥四肢活动度：上下肢活动良好且对称，判断为“未见异常”。

⑦颈部包块：触摸颈部是否有包块，根据触摸结果在“有”或“无”上划“√”。

⑧皮肤：当无色素异常，无黄疸、发绀、苍白、皮疹、包块、硬肿、红肿等，腋下、颈部、腹股沟部、臀部等皮肤皱褶处无潮红或糜烂时，判断为“未见异常”，可多选。

⑨肛门：当肛门完整无畸形时，判断为“未见异常”。

⑩外生殖器：当男孩无阴囊水肿、鞘膜积液、隐睾，女孩无阴道唇粘连，外阴颜色正常时，判断为“未见异常”。

⑪口腔：当无唇腭裂、高腭弓、诞生牙、口炎及其他口腔异常时，判断为“未见异常”，否则为“异常”。

13.脐带：可多选。

14.指导：在相应的选项上划“√”。

15.下次访视日期：根据儿童情况确定下次访视的日期，并告知家长。

三、新生儿满月健康管理技术

（一）访视时间

新生儿出生后28～30天，结合接种乙肝疫苗第二针，在乡镇卫生院进行随访。

（二）访视内容

建立《母子健康手册》（儿童保健手册），重点询问和观察新生儿的喂养、睡眠、大小便、黄疸等情况，对其进行体重、身长、头围测量、体格检查，对家长进行喂养、发育、防病指导。填写访视记录表。

四、婴幼儿健康管理技术

（一）访视时间

满月后的随访服务均应在各镇卫生院进行，时间分别在3、6、8、12、18、24、30、36月龄时，共8次。有条件的地区，建议结合儿童预防接种时间增加随访次数。

（二）访视内容

服务内容包括询问上次随访到本次随访之间的婴幼儿喂养、患病等情况，进行体格检查，做生长发育和心理行为发育评估，进行科学喂养（合理膳食）、生长发育、疾病预防、预防伤害、口腔保健等健康指导。在婴幼儿6～8、18、30月龄时分别进行1次血常规（或血红蛋白）检测。在6、12、24、36月龄时使用行为测听法分别进行1次听力筛查。在每次进行预防接种前均要检查有无禁忌证，若无，体检结束后接受预防接种。

（三）填写访视记录表

1～8月龄儿童健康检查记录见表3-2，12～30月龄儿童健康检查记录见表3-3。

表3-2　1～8月龄儿童健康检查记录表

姓名：　　　　编号□□□-□□□□□

月龄		满月	3月龄	6月龄	8月龄
随访日期					
体重/kg		____上 中 下	____上 中 下	____上 中 下	____上 中 下
身长/cm		____上 中 下	____上 中 下	____上 中 下	____上 中 下
头围/cm					
体格检查	面色	1.红润　2.黄染　3.其他	1.红润　2.黄染　3.其他	1.红润　2.其他	1.红润　2.其他
	皮肤	1.未见异常　2.异常	1.未见异常　2.异常	1.未见异常　2.异常	1.未见异常　2.异常
	前囟	1.闭合　2.未闭　____cm×____cm	1.闭合　2.未闭　____cm×____cm	1.闭合　2.未闭　____cm×____cm	1.闭合　2.未闭　____cm×____cm
	颈部包块	1.有　2.无	1.有　2.无	1.有　2.无	—
	眼睛	1.未见异常　2.异常	1.未见异常　2.异常	1.未见异常　2.异常	1.未见异常　2.异常
	耳	1.未见异常　2.异常	1.未见异常　2.异常	1.未见异常　2.异常	1.未见异常　2.异常
	听力	—	—	1.通过　2.未通过	—
	口腔	1.未见异常　2.异常	1.未见异常　2.异常	出牙数　　（颗）	出牙数　　（颗）
	胸部	1.未见异常　2.异常	1.未见异常　2.异常	1.未见异常　2.异常	1.未见异常　2.异常

续表

体格检查	腹 部	1.未见异常 2.异常	1.未见异常 2.异常	1.未见异常 2.异常	1.未见异常 2.异常
	脐 部	1.未脱 2.脱落 3.脐部有渗出 4.其他	1.未见异常 2.异常	—	—
	四 肢	1.未见异常 2.异常	1.未见异常 2.异常	1.未见异常 2.异常	1.未见异常 2.异常
	可疑佝偻病症状	—	1.无 2.夜惊 3.多汗 4.烦躁	1.无 2.夜惊 3.多汗 4.烦躁	1.无 2.夜惊 3.多汗 4.烦躁
	可疑佝偻病体征	—	1.无 2 颅骨软化	1.无 2.肋串珠 3.肋软骨沟 4.鸡胸 5.手足镯 6.颅骨软化 7.方颅	1.无 2.肋串珠 3.肋软骨沟 4.鸡胸 5.手足镯 6.颅骨软化 7.方颅
	肛门/外生殖器	1.未见异常 2.异常	1.未见异常 2.异常	1.未见异常 2.异常	1.未见异常 2.异常
	血红蛋白值	—	—	g/L	g/L
户外活动		________小时/日	________小时/日	________小时/日	________小时/日
服用维生素 D		________IU/日	________IU/日	________IU/日	________IU/日
发育评估		—	1.对很大声音没有反应 2.逗引时不发音或不会微笑 3.不注视人脸，不追视移动人或物品 4.俯卧时不会抬头	1.发音少，不会笑出声 2.不会伸手抓物 3.紧握拳松不开 4.不能扶坐	1.听到声音无应答 2.不会区分生人和熟人 3.双手间不会传递玩具 4.不会独坐
两次随访间患病情况		1.无 2.肺炎________次 3.腹泻________次 4.外伤________次 5.其他	1.无 2.肺炎________次 3.腹泻________次 4.外伤________次 5.其他	1.无 2.肺炎________次 3.腹泻________次 4.外伤________次 5.其他	1.无 2.肺炎________次 3.腹泻________次 4.外伤________次 5.其他
转诊建议		1.无 2.有 原因： 机构及科室：	1.无 2.有 原因： 机构及科室：	1.无 2.有 原因： 机构及科室：	1.无 2.有 原因： 机构及科室：
指 导		1.科学喂养 2.生长发育 3.疾病预防 4.预防伤害 5.口腔保健 6.其他	1.科学喂养 2.生长发育 3.疾病预防 4.预防伤害 5.口腔保健 6.其他	1.科学喂养 2.生长发育 3.疾病预防 4.预防伤害 5.口腔保健 6.其他	1.科学喂养 2.生长发育 3.疾病预防 4.预防伤害 5.口腔保健 6.其他

续表

下次随访日期				
随访医生签名				

填表说明：

1.填表时，按照项目栏的文字表述，将在对应的选项上划“√”。若有其他异常，请具体描述。“—”表示本次随访时该项目不用检查。若失访，在随访日期处写明失访原因；若死亡，写明死亡日期和死亡原因。

2.体重、身长：指检查时实测的具体数值。并根据国家卫生健康委员会选用的儿童生长发育评价标准，判断儿童体格发育情况，在相应的“上”“中”“下”上划“√”。

3.体格检查

（1）满月：皮肤、颈部包块、眼外观、耳外观、心肺、腹部、脐部、四肢、肛门/外生殖器的未见异常判定标准同新生儿家庭访视。满月及3月龄时，当无口炎及其他口腔异常时，判断为“未见异常”，否则为“异常”。

（2）3、6、8月龄

皮肤：当无皮疹、湿疹、增大的体表淋巴结等，判断为“未见异常”，否则为“异常”。

眼睛：结膜无充血、溢泪、溢脓判断为“未见异常”，否则为“异常”。

耳外观：当外耳无湿疹、畸形、外耳道无异常分泌物时，判断为“未见异常”，否则为“异常”。

听力：6月龄时使用行为测听的方法进行听力筛查。检查时应避开小儿的视线，分别从不同的方向给予不同强度的声音，观察孩子的反应，根据所给声音的大小，大致地估测听力正常与否。

口腔：3月龄时，当无口炎及其他口腔异常时，判断为“未见异常”，否则为“异常”，6月龄和8月龄时按实际出牙数填写。

胸部：当未闻及心脏杂音，肺部呼吸音也无异常时，判断为“未见异常”，否则为“异常”。

腹部：肝脾触诊无异常，判断为“未见异常”，否则为“异常”。

脐部：无脐疝，判断为“未见异常”，否则为“异常”。

四肢：上下肢活动良好且对称，判断为“未见异常”，否则为“异常”。

可疑佝偻病症状：根据症状的有无在对应选项上划“√”。

可疑佝偻病体征：根据体征的有无在对应选项上划“√”。

肛门/外生殖器：男孩无阴囊水肿，无鞘膜积液，无隐睾；女孩无阴唇黏连，肛门完整无畸形，判断为“未见异常”，否则为“异常”。

血红蛋白值：6月龄或者8月龄可免费测一次血常规（血红蛋白）。

4.户外活动：询问家长儿童在户外活动的平均时间后填写。

5.服用维生素D：填写具体的维生素D名称、每日剂量，按实际补充量填写，未补充，填写“0”。

6.发育评估：发现发育问题在相应序号上打“√”。该年龄段任何一条预警征象阳性，提示有发育偏异的可能。

7.两次随访间患病情况：填写上次随访到本次随访间儿童所患疾病情况，若有，填写具体疾病名称。

8.指导：做了哪些指导请在对应的选项上划“√”，可以多选，未列出的其他指导请具体填写。

9.下次随访日期：根据儿童情况确定下次随访日期，并告知家长。

10.满月：出生后28～30天；3月（满3月至3月29天）；6月（满6月至6月29天）；8月（满8月至8月29天），其他月龄段的健康检查内容可以增加健康检查记录表，标注随访月龄和随访时间。

表3-3　12～30月龄儿童健康检查记录表

姓名：　　　　　　　　　　　　　　　　　　　　　　　　编号□□□-□□□□□

月（年）龄		12月龄	18月龄	24月龄	30月龄
随访日期					
体重/kg		______上 中 下	______上 中 下	______上 中 下	______上 中 下
身长（高）/cm		______上 中 下	______上 中 下	______上 中 下	______上 中 下
体格检查	面 色	1.红润　2.其他	1.红润　2.其他	1.红润　2.其他	1.红润　2.其他
	皮 肤	1.未见异常　2.异常	1.未见异常　2.异常	1.未见异常　2.异常	1.未见异常　2.异常
	前 囟	1.闭合　2.未闭 ____cm×____cm	1.闭合　2.未闭 ____cm×____cm	1.闭合　2.未闭 ____cm×____cm	—
	眼 睛	1.未见异常　2.异常	1.未见异常　2.异常	1.未见异常　2.异常	1.未见异常　2.异常
	耳外观	1.未见异常　2.异常	1.未见异常　2.异常	1.未见异常　2.异常	1.未见异常　2.异常
	听 力	1.通过　2.未通过	—	1.通过　2.未通过	—
	出牙/龋齿数（颗）	/	/	/	/
	胸 部	1.未见异常　2.异常	1.未见异常　2.异常	1.未见异常　2.异常	1.未见异常　2.异常
	腹 部	1.未见异常　2.异常	1.未见异常　2.异常	1.未见异常　2.异常	1.未见异常　2.异常
	四 肢	1.未见异常　2.异常	1.未见异常　2.异常	1.未见异常　2.异常	1.未见异常　2.异常
	步 态	—	1.未见异常　2.异常	1.未见异常　2.异常	1.未见异常　2.异常
	可疑佝偻病体征	1.无　2.肋串珠 3.肋软骨沟 4.鸡胸　5.手足镯 6.“O”型腿 7.“X”型腿	1.无　2.肋串珠 3.肋软骨沟 4.鸡胸　5.手足镯 6.“O”型腿 7.“X”型腿	1.无　2.肋串珠 3.肋软骨沟 4.鸡胸　5.手足镯 6.“O”型腿 7.“X”型腿	—
	血红蛋白值	—	g/L	—	g/L
户外活动		______小时/日	______小时/日	______小时/日	______小时/日
服用维生素D		______IU/日	______IU/日	______IU/日	—
发育评估		1.呼唤名字无反应 2.不会模仿“再见”或“欢迎”动作 3.不会用拇食指对捏小物品 4.不会扶物站立	1.不会有意识叫“爸爸”或“妈妈” 2.不会按要求指人或物 3.与人无目光交流 4.不会独走	1.不会说3个物品的名称 2.不会按吩咐做简单事情 3.不会用勺吃饭 4.不会扶栏上楼梯/台阶	1.不会说2～3个字的短语 2.兴趣单一、刻板 3.不会示意大小便 4.不会跑
两次随访间患病情况		1.无 2.肺炎______次 3.腹泻______次 4.外伤______次 5.其他	1.无 2.肺炎______次 3.腹泻______次 4.外伤______次 5.其他	1.无 2.肺炎______次 3.腹泻______次 4.外伤______次 5.其他	1.无 2.肺炎______次 3.腹泻______次 4.外伤______次 5.其他

续表

转诊建议	1.无　2.有 原因： 机构及科室：	1.无　2.有 原因： 机构及科室：	1.无　2.有 原因： 机构及科室：	1.无　2.有 原因： 机构及科室：
指　导	1.科学喂养 2.生长发育 3.疾病预防 4.预防伤害 5.口腔保健 6.其他	1.科学喂养 2.生长发育 3.疾病预防 4.预防伤害 5.口腔保健 6.其他	1.合理膳食 2.生长发育 3.疾病预防 4.预防伤害 5.口腔保健 6.其他	1.合理膳食 2.生长发育 3.疾病预防 4.预防伤害 5.口腔保健 6.其他
下次随访日期				
随访医生签名				

填表说明：

1.填表时，按照项目栏的文字表述，根据查体结果在对应的序号上划“√”。“—”表示本次随访时该项目不用检查。若失访，在随访日期处写明失访原因；若死亡，写明死亡日期和死亡原因。

2.体重、身长(高)：指检查时实测的具体数值。并根据国家卫生健康部门选用的儿童生长发育评价标准，判断儿童体格发育情况，在相应的“上”“中”“下”上划“√”。

3.体格检查

皮肤：当无皮疹、湿疹、增大的体表淋巴结等，判断为“未见异常”，否则为“异常”。

前囟：如果未闭，请填写具体的数值。

眼睛：结膜无充血、无溢泪、无流脓判断为“未见异常”，否则为“异常”。

耳外观：外耳无湿疹、畸形、外耳道无异常分泌物，判断为“未见异常”，否则为“异常”。

听力：使用行为测听的方法进行听力筛查。检查时应避开小儿的视线，分别从不同的方向给予不同强度的声音，观察孩子的反应，根据所给声音的大小，大致地估测听力正常与否。

出牙/龋齿数(颗)：填入出牙颗数和龋齿颗数。出现褐色或黑褐色斑点或斑块，表面粗糙，甚至出现明显的牙体结构破坏为龋齿。

胸部：当未闻及心脏杂音，肺部呼吸音也无异常时，判断为“未见异常”，否则为“异常”。

腹部：肝脾触诊无异常，判断为“未见异常”，否则为“异常”。

四肢：上下肢活动良好且对称，判断为“未见异常”，否则为“异常”。

步态：无跛行，判断为“未见异常”，否则为“异常”。

可疑佝偻病体征：根据体征的有无在对应选项上划“√”。

血红蛋白值：18月和30月可分别免费测一次血常规(或血红蛋白)。

4.户外活动：询问家长儿童在户外活动的平均时间后填写。

5.服用维生素D：填写具体的维生素D名称、每日剂量，按实际补充量填写，未补充，填写“0”。

6.发育评估：发现发育问题在相应序号上打“√”。该年龄段任何一条预警征象阳性，提示有发育偏异的可能。

7.两次随访间患病情况：填写上次随访到本次随访间儿童所患疾病情况，若有，填写具体疾病名称。

8.转诊建议：转诊无、有在相应数字上划“√”。并将转诊原因及接诊机构名称填入。

9.指导：做了哪些指导请在对应的选项上划“√”，可以多选，未列出的其他指导请具体填写。

10.下次随访日期：根据儿童情况确定下次随访的日期，并告知家长。

11. 12月(满12月至12月29天)；18月(满18月至18月29天)；24月(满24月至24月29天)；30月(满30月至30月29天)，其他月龄段的健康检查内容可以增加健康检查记录表，标注随访月龄和随访时间。

五、学龄前儿童健康管理技术

（一）访视时间

4～6岁儿童每年提供一次健康管理服务。

（二）访视内容

散居儿童的健康管理服务应在乡镇卫生院进行，集居儿童可在托幼机构进行。每次服务内容包括询问上次随访到本次随访之间的膳食、患病等情况，进行体格检查和心理行为发育评估，血常规（或血红蛋白）检测和视力筛查，进行合理膳食、生长发育、疾病预防、预防伤害、口腔保健等健康指导。在每次进行预防接种前均要检查有无禁忌证，若无，体检结束后接受疫苗接种。

（三）填写访视记录表

3～6岁儿童健康检查记录见表3-4。

表3-4　3～6岁儿童健康检查记录表

姓名：　　　　　　　　　　　　　　　　　　　　　　　　　编号□□□-□□□□□

月　龄		3岁	4岁	5岁	6岁
随访日期					
体重/kg		______上 中 下	______上 中 下	______上 中 下	______上 中 下
身高/cm		______上 中 下	______上 中 下	______上 中 下	______上 中 下
体重/身高		______上 中 下	______上 中 下	______上 中 下	______上 中 下
体格发育评价		1.正常　2.低体重 3.消瘦　4.生长迟缓 5.超重	1.正常　2.低体重 3.消瘦　4.生长迟缓 5.超重	1.正常　2.低体重 3.消瘦　4.生长迟缓 5.超重	1.正常　2.低体重 3.消瘦　4.生长迟缓 5.超重
体格检查	视　力	—			
	听　力	1.通过 2未过	—	—	—
	牙数（颗）/龋齿数	/	/	/	/
	胸　部	1.未见异常　2.异常	1.未见异常　2.异常	1.未见异常　2.异常	1.未见异常　2.异常
	腹　部	1.未见异常　2.异常	1.未见异常　2.异常	1.未见异常　2.异常	1.未见异常　2.异常
	血红蛋白值*	______g/L	______g/L	______g/L	______g/L
	其　他				

续表

发育评估	1.不会说自己的名字 2.不会玩“拿棍当马骑”等假想游戏 3.不会模仿画圆 4.不会双脚跳	1.不会说带形容词的句子 2.不能按要求等待或轮流 3.不会独立穿衣 4.不会单脚站立	1.不能简单叙说事情经过 2.不知道自己的性别 3.不会用筷子吃饭 4.不会单脚跳	1.不会表达自己的感受或想法 2.不会玩角色扮演的集体游戏 3.不会画方形 4.不会奔跑
两次随访间患病情况	1.无 2.肺炎______次 3.腹泻______次 4.外伤______次 5.其他	1.无 2.肺炎______次 3.腹泻______次 4.外伤______次 5.其他	1.无 2.肺炎______次 3.腹泻______次 4.外伤______次 5.其他	1.无 2.肺炎______次 3.腹泻______次 4.外伤______次 5.其他
转诊建议	1.无　2.有 原因： 机构及科室：	1.无　2.有 原因： 机构及科室：	1.无　2.有 原因： 机构及科室：	1.无　2.有 原因： 机构及科室：
指　导	1.合理膳食 2.生长发育 3.疾病预防 4.预防伤害 5.口腔保健 6.其他	1.合理膳食 2.生长发育 3.疾病预防 4.预防伤害 5.口腔保健 6.其他	1.合理膳食 2.生长发育 3.疾病预防 4.预防伤害 5.口腔保健 6.其他	1.合理膳食 2.生长发育 3.疾病预防 4.预防伤害 5.口腔保健 6.其他
下次随访日期				
随访医生签名				

填表说明：

1.填表时，按照项目栏的文字表述，在对应的选项前划“√”。若有其他异常，请具体描述。“—”表示本次随访时该项目不用检查。若失访，在随访日期处写明失访原因；若死亡，写明死亡日期和死亡原因。

2.体重、身高：指检查时实测的具体数值。并根据国家卫生健康部门选用的儿童生长发育评价标准，判断儿童体格发育情况，在相应的“上”“中”“下”上划“√”。

3.体重/身高：身高别体重，根据儿童身高体重评价标准进行判断。

4.体格检查

视力：填写具体数据，使用国际视力表或对数视力表均可。

听力：3岁时使用行为测听的方法进行听力筛查，将结果在相应数字上划“√”。

牙数与龋齿数：据实填写牙齿数和龋齿数。出现褐色或黑褐色斑点或斑块，表面粗糙，甚至出现明显的牙体结构破坏为龋齿。

胸部：当未闻及心脏杂音，肺部呼吸音也无异常时，判断为“未见异常”，否则为“异常”。

腹部：肝脾触诊无异常，判断为“未见异常”，否则为“异常”。

血红蛋白值：填写实际测查数据。4岁、5岁和6岁可分别免费测一次血常规（或血红蛋白）。

其他：将体格检查中需要记录又不在标目限制范围之内的内容时记录在此。

5.发育评估：发现发育问题在相应序号上打“√”。该年龄段任何一条预警征象阳性，提示有发育偏异的可能。

6.两次随访间患病情况：在所患疾病后填写次数。

7.其他：当有表格上未列入事宜，但需记录时，在“其他”栏目上填写。

8.指导：做了哪些指导请在对应的选项上划“√”，可以多选，未列出的其他指导请具体填写。

9.下次随访日期：根据儿童情况确定下次随访的日期，并告知家长。

10. 3岁（满3周岁至3周岁11个月29天）；4岁（满4周岁至4周岁11个月29天）；5岁（满5周岁至5周岁11个月29天）；6岁（满6周岁至6周岁11个月29天），其他年龄段的健康检查内容可以增加健康检查记录表，标注随访月龄和随访时间。

知识链接

母乳喂养十条核心知识

1. 母乳是6个月内婴儿生长发育最佳食物，含有丰富的营养物质和免疫活性物质，这是任何配方奶无法比拟的。

2. 母乳喂养可以减少婴儿过敏和感染性疾病发生风险，降低成年期肥胖、糖尿病和心脑血管等慢性病的发生，减少母亲乳腺癌、卵巢癌的发病风险。

3. 新生儿出生后应尽早吸吮母亲的乳房，有利于得到含有大量免疫活性物质的初乳，并促进母亲乳汁分泌。

4. 正确的哺乳姿势和乳房含接是成功母乳喂养的关键环节。哺乳时婴儿后脑勺和脊柱保持一条直线，身体贴近母亲，应将母亲乳房的大部分乳晕含在口中。

5. 母亲应坚持按需哺乳，夜间也要哺乳，这样有利于增加乳汁分泌。当母乳不足时更应增加哺喂次数。

6. 新生儿出生后7～10天，生理性体重下降不应超过10%；母亲下奶后婴儿体重增长良好，每天排尿6次以上，提示婴儿吃到足够的母乳。

7. 建议6个月内婴儿只喂母乳，不需要给水及其他任何液体和固体食物，在医生指导下可添加维生素和矿物质。母乳喂养对于早产儿和低出生体重儿更加重要。

8. 母亲上班或长时间外出时，建议每3小时挤/吸奶1次，有利于维持乳汁分泌量。

9. 母乳挤出后，在室温下可保存4～8小时，冰箱冷藏可保存1～2天，冷冻可保存3～6个月。

10. 婴儿满6个月应及时添加辅食，同时可继续母乳喂养至24个月及以上。

六、实践训练

（一）实践训练内容

新生儿家庭访视。

（二）访视时间

初访为出院后1周内，第2次访视为出生后10～14天，第3次访视为出生后

28～30天（即满月访视）。高危新生儿根据具体情况，酌情增加访视次数。高危新生儿是指符合下列高危因素之一的新生儿：①早产儿（胎龄＜37周）及低出生体重儿（体重＜2500g）；②宫内、产时或产后窒息儿，缺氧缺血性脑病及颅内出血；③病理性黄疸；④新生儿肺炎、败血症等严重感染；⑤新生儿患有各种影响生活能力的出生缺陷（如唇裂、腭裂、先天性心脏病等）以及遗传代谢性疾病；⑥母亲有异常分娩史（≥35岁）、患有残疾（如视听、智力、肢体、精神）并影响养育能力者等。

（三）访视内容

1. 初访

（1）询问新生儿的出生方式及出生情况，了解出生后的喂养、吸吮、睡眠、哭声、大小便、听力筛查、遗传代谢性疾病筛查、预防接种等情况。

（2）观察家庭居住环境（如室内温度、湿度、通风、卫生状况等）及新生儿一般健康状况（如呼吸、皮肤颜色、各种反射、四肢活动等）。

（3）体格检查　测量体温、体重、身长；检查皮肤有无黄疸、包块、色素异常、皮疹及糜烂等；检查头围、囟门大小及张力；检查颈部、口腔、眼睛、耳、鼻是否正常；检查胸部、腹部、下肢、髋关节、肛门和外生殖器是否正常。

（4）建立《母子健康手册》。

2. 满月访视

（1）询问婴儿喂养、睡眠、大小便等一般情况。

（2）测量体重、身长、头围；评估体格发育情况，对体重增重低于600g或生长迟缓的婴儿，应分析原因，进行喂养指导，必要时转诊。

（3）体格检查　检查皮肤有无黄疸、包块、色素异常、皮疹及糜烂等；检查头围、囟门大小及张力；检查颈部、口腔、眼睛、耳、鼻是否正常；检查胸部、腹部、下肢、髋关节、肛门和外生殖器是否正常。

（4）告知家长婴儿满3月龄后，带儿童到基层医疗卫生机构随访。

（四）访视工具准备

访视包、听诊器、体温计、消毒棉签、纱布、婴儿秤、皮尺、压舌板、手电筒、育儿宣传资料、一次性鞋套、一次性无菌手套、口罩和帽子等。

（五）访视流程

1. 访视医生应提前预约，统一着装，佩戴工作证件。

2. 按门铃或敲门，做自我介绍，说明来访目的，与产妇及家属沟通并取得信任。

3. 进入产妇家，在接触母婴之前，佩戴灭菌手套、帽子和口罩。

4. 完成病史资料采集和体格检查，填写新生儿访视记录表。

5. 对产妇和家人进行健康宣教和健康指导，告知产妇及其家人下次随访时间及地点。

（六）案例分析

1.社区卫生服务中心王医生对一名女婴进行家庭访视。孩子一般情况如下：出生6天，足月顺产，出生体重3.3kg，身长50cm，母乳喂养，婴儿精神状态佳，吃奶情况好，大便呈糊状金黄色。母亲孕期及分娩时无异常。体格检查：体温36.9℃，体重3.5kg，前囟1.0cm×1.0cm，平软，面部、颈部及躯干浅黄，巩膜有轻度黄染，检查口腔发现有白色乳凝状斑块，用消毒棉签不能擦掉，其他体格检查未见异常。经皮胆红素测定最高值10.8mg/dl。王医生判断这个女婴存在哪些情况，需要如何指导、处理？

2.社区卫生服务中心王医生对这个女婴进行第2次新生儿访视。访视情况如下：24天，母乳喂养，婴儿精神状态尚可，吃奶情况不规律，每次哺乳时间约为10分钟，婴儿进食后1～1.5小时即出现烦躁、哭闹、找奶，大便黄色糊状，乳母乳头皲裂。体格检查：体温36.6℃，体重3.7kg，前囟1.0cm×1.0cm，平软，全身皮肤红润，无黄染，巩膜无黄染，脐带已脱落，其他体格检查未见异常。王医生针对上述新生儿访视情况，该如何指导、处理？

3. 1名9月龄男孩到社区卫生服务中心常规体检。刘医生询问喂养史：5月龄开始添加米汤、果汁和蛋黄等辅食，8月龄断母乳。现每日喝配方奶700ml左右，米糊、蔬果搅拌成糊状用奶瓶喂养，每天1～2次。最近这个孩子经常将食物含在口中不肯下咽，进食量较以前明显减少。上次体检后至今未曾患病。

（1）这个孩子的喂养是否存在问题？刘医生应该如何指导？（刘医生对这个孩子进行了详细的体格检查：体重8.8kg，身长70.5cm，头围44.2cm，前囟1.0cm×1.0cm，口唇黏膜苍白、甲床苍白，余各项体格发育基本评估正常。6月龄体检时未做血常规检测）

（2）刘医生应该如何明确诊断？如何对该幼儿进行健康指导？

第二节　孕产妇健康管理服务技术

PPT

孕产妇承载着新生命的孕育和哺育，孕产妇健康状况直接关系到后代健康和人口素质，影响家庭乃至整个社会的健康水平。孕产妇健康管理是国家基本公共卫生服务的重要内容之一。基层卫生服务机构为孕产妇提供孕12周前随访建册及对正常妊娠期妇女妊娠中晚期4次产前随访服务，产后家庭访视工作和正常产妇的产后健康随访。妇女怀孕后，从妊娠期全程到产后42天都可享受到健康管理服务，内容包括：妊娠早期健康管理；妊娠中期健康管理；妊娠晚期健康管理；产后访视；产后42天健康检查等健康管理服务。

一、孕产妇健康管理服务规范

（一）孕产妇健康管理的服务对象

辖区内常住的孕产妇。孕产妇是指从妊娠开始到产后42天这一时期的妇女。

（二）孕产妇健康管理服务内容

1. 妊娠早期健康管理　妊娠13周前为妊娠期妇女建立《母子健康手册》，并进行第1次产前检查。

（1）进行妊娠早期健康教育和指导。

（2）妊娠13周前妊娠期妇女前往本人户籍或居住地对应的社区卫生服务中心建立《母子健康手册》。

（3）妊娠期妇女健康状况评估：询问既往史、家族史、个人史等，观察体态、精神等，并进行一般体检、妇科检查和血常规、尿常规、血型、肝功能、肾功能、梅毒血清学试验、HIV抗体检测、乙型肝炎表抗检测，有条件的地区建议进行血糖、阴道分泌物、甲状腺功能等实验室检查。

（4）开展妊娠早期生活方式、心理和营养保健指导，特别要强调避免致畸因素和疾病对胚胎的不良影响，同时告知和督促妊娠期妇女进行产前筛查和产前诊断。

（5）根据检查结果填写第1次产前检查服务记录表（表3-5），对具有妊娠危险因素和可能有妊娠禁忌证或严重并发症的妊娠期妇女，及时转诊到上级医疗卫生机构，并在2周内随访转诊结果。

表3-5　第1次产前检查服务记录表

姓名：　　　　　　　　　　　　　　　　　　　　　　编号□□□-□□□□□

填表日期：　年　月　日		孕周：　周
妊娠期妇女年龄：		
丈夫姓名：	丈夫年龄：	丈夫电话：
孕次：	产次：	阴道分娩______次　剖宫产______次
末次月经：　年　月　日或不详	预产期：　年　月　日	
既往史：1.无　2.心脏病　3.肾脏疾病　4.肝脏疾病　5.高血压　6.贫血　7.糖尿病　8.其他　□/□/□/□/□/□/□/□		
家族史：1.无　2.遗传性疾病史　3.精神疾病史　4.其他　□/□/□		
个人史：1.无特殊　2.吸烟　3.饮酒　4.服用药物　5.接触有毒有害物质　6.接触放射线　7.其他　□/□/□/□/□/□/□		
妇科手术史：1.无 2.有　□		
身高：　cm	体重：　kg	

续表

体质指数（BMI）：　　kg/m²		血压：　　/　　mmHg
听诊	心脏：1.未见异常 2.异常 □	肺部：1.未见异常 2.异常 □
妇科检查	外阴：1.未见异常 2.异常 □	阴道：1.未见异常 2.异常 □
	宫颈：1.未见异常 2.异常 □	子宫：1.未见异常 2.异常 □
	附件：1.未见异常 2.异常 □	
辅助检查	血常规	血红蛋白值______g/L　白细胞计数值______/L
		血小板计数值______/L　其他
	尿常规	尿蛋白______　尿糖______　尿酮体______　尿潜血______　其他
	血型	ABO______　RH*______
	血糖*	______mmol/L
	肝功能	血清丙氨酸氨基转移酶______U/L　血清天冬氨酸氨基转移酶______U/L
		白蛋白______g/L　总胆红素______μmol/L　结合胆红素______μmol/L
	肾功能	血清肌酐______μmol/L　血尿素______mmol/L
	阴道分泌物*	1.未见异常　2.滴虫　3.假丝酵母菌　4.其他______
		阴道清洁度：1.Ⅰ度　2.Ⅱ度　3.Ⅲ度　4.Ⅳ度
	乙型肝炎	乙型肝炎表面抗原__________　乙型肝炎表面抗体*______
		乙型肝炎e抗原*______　乙型肝炎e抗体*______
		乙型肝炎核心抗体*______
	梅毒血清学实验*：1.阴性　2.阳性	
	HIV抗体检测*：1.阴性　2.阳性	
	B超*	
	其他*	
总体评估	1.未见异常　2.异常______	
保健指导	1.生活方式　2.心理　3.营养　4.避免致畸因素和疾病对胚胎的不良影响 5.产前筛查告知　6.其他______　□/□/□/□/□	
转诊	1.无　2.有 原因：__________　机构及科室：__________　□	
下次随访日期：　年　月　日		随访医生签名：

填表说明：

1. 本表由医生在第1次接诊妊娠期妇女（尽量在妊娠13周前）时填写。若未建立居民健康档案，需同时建立。随访时填写各项目对应情况的数字。

2. 孕周：填写此表时，妊娠期妇女的怀孕周数。

3. 孕次：怀孕的次数，包括本次妊娠。

4. 产次：指此次怀孕前，孕期超过28周的分娩次数。

5. 末次月经：此怀孕前最后1次月经的第一天。

6. 预产期：按照末次月经推算，为末次月经日期的月份加9或减3为预产期月份数；天数加7为预产日期。

7. 既往史：妊娠期妇女曾经患过的疾病，可多选。

8. 家族史：填写妊娠期妇女父母、丈夫、兄弟姐妹或其他子女中是否曾患遗传性疾病或精神疾病，若有，请具体说明。

9. 个人史：可以多选。

10. 妇产科手术史：妊娠期妇女曾经接受过的妇科手术和剖宫产手术。

11. 孕产史：根据具体情况填写，若有，填写次数；若无，填写“0”。

12. 体质指数（BMI）=体重（kg）/身高的平方（m^2）。

13. 体格检查、妇产科检查及辅助检查：进行相应检查，并填写结果。标有*的项目尚未纳入国家基本公共卫生服务项目，其中梅毒血清学试验和HIV抗体检测为重大公共卫生服务免费检测项目。

14. 总体评估：根据妊娠期妇女总体情况进行评估；若发现异常，具体描述异常情况。

15. 保健指导：填写相应保健指导内容，可以多选。

16. 转诊：若有需转诊情况，具体填写。

17. 下次随访日期：根据妊娠期妇女情况确定下次随访日期，并告知妊娠期妇女。

2. 妊娠中期健康管理

（1）进行妊娠中期（妊娠16～20周、21～24周各1次）健康教育和指导。

（2）妊娠期妇女健康状况评估：通过询问、观察、一般体格检查、产科检查、实验室检查对妊娠期妇女健康和胎儿的生长发育状况进行评估，识别需要做产前诊断和需要转诊的高危重点妊娠期妇女。

（3）对未发现异常的妊娠期妇女，除了进行妊娠期的生活方式、心理、运动和营养指导外，还应告知和督促妊娠期妇女进行预防出生缺陷的产前筛查和产前诊断。

（4）对发现有异常的妊娠期妇女，要及时转至上级医疗卫生机构。出现危急征象的妊娠期妇女，要立即转上级医疗卫生机构，并在2周内随访转诊结果。

3. 妊娠晚期健康管理

（1）进行妊娠晚期（妊娠28～36周、37～40周各一次）健康教育和指导。

（2）开展孕产妇自我监护方法、促进自然分娩、母乳喂养以及孕期并发症、并发症防治指导。

（3）对随访中发现的高危妊娠期妇女应根据就诊医疗卫生机构的建议督促其酌情增加随访次数。随访中若发现有高危情况，建议其及时转诊。

（4）根据检查结果填写第2～5次产前检查服务记录表（表3-6）。

表3-6　第2～5次产前检查服务记录表

姓名：　　　　　　　　　　　　　　　　　　　　编号□□□-□□□□□

项目		第2次	第3次	第4次	第5次
随访日期					
孕周（周）					
主诉					
体重（kg）					
产科检查	宫底高度（cm）				
	腹围（cm）				
	胎位				
	胎心率（次/分）				

续表

项目	第2次	第3次	第4次	第5次
血压（mmHg）				
血红蛋白（g/L）				
尿蛋白				
其他辅助检查*				
分类	1.未见异常 □ 2.异常______	1.未见异常 □ 2.异常______	1.未见异常 □ 2.异常______	1.未见异常 □ 2.异常______
指导	1.个人卫生 2.营养 3.心理 4.运动 5.其他	1.个人卫生 2.营养 3.心理 4.运动 5.自我监护 6.母乳喂养 7.其他	1.个人卫生 2.营养 3.心理 4.运动 5.自我监护 6.分娩准备 7.母乳喂养 8.其他	1.个人卫生 2.营养 3.心理 4.运动 5.自我监护 6.分娩准备 7.母乳喂养 8.其他
转诊	1.无　2.有　□ 原因：______ 机构及科室： __________	1.无　2.有　□ 原因：______ 机构及科室： __________	1.无　2.有　□ 原因：______ 机构及科室： __________	1.无　2.有　□ 原因：______ 机构及科室： __________
下次随访日期				
随访医生签名				

填表说明：

1. 孕周：此次随访时的妊娠周数。
2. 主诉：填写妊娠期妇女自诉的主要症状和不适。
3. 体重：填写本次测量的体重。
4. 产科检查：按要求进行产科检查，填写具体数值。
5. 血红蛋白、尿蛋白：填写血红蛋白、尿蛋白检测结果。
6. 其他辅助检查，若有，填写此处。
7. 分类：根据此次随访的情况，对妊娠期妇女进行分类，若发现异常，写明具体情况。
8. 指导：可以多选，未列出的其他指导请具体填写。
9. 转诊：若有需转诊的情况，具体填写。
10. 下次随访日期：根据妊娠期妇女情况确定下次随访日期，并告知妊娠期妇女。
11. 随访医生签名：随访完毕，核查无误后医生签名。
12. 第2~5次产前随访服务应该在确定好的有助产服务资质的医疗卫生机构进行相应的检查，并填写相关结果；没有条件的基层医疗卫生机构督促妊娠期妇女前往有资质的医疗卫生机构进行相关随访，注明督促日期，无需填写相关记录。
13. 若失访，在随访日期处写明失访原因；若死亡，写明死亡日期和死亡原因。

4. 产后访视　社区卫生服务中心在收到分娩医院转来的产妇分娩信息后应于产妇出院后1周内到产妇家中进行产后访视，进行产褥期健康管理，加强母乳喂养和新生儿护理指导，同时进行新生儿访视。

（1）通过观察、询问和检查，了解产妇一般情况、乳房、子宫、恶露、会阴或腹部伤口恢复等情况。

（2）对产妇进行产褥期保健指导，对母乳喂养困难、产后便秘、痔疮、会阴或腹部伤口等问题进行处理。

（3）发现有产褥感染、产后出血、子宫复旧不佳、妊娠并发症未恢复者以及产后抑郁等问题的产妇，应及时转至上级医疗卫生机构进一步检查、诊断和治疗。

（4）通过观察、询问和检查了解新生儿的基本情况。

（5）填写产后访视记录表（表3–7）。

表3–7　产后访视记录表

姓名：　　　　　　　　　　　　　　　　　　　　　　　　编号□□□–□□□□□

随访日期	年　月　日	
分娩日期：　年　月　日	出院日期：　年　月　日	
体温：　℃		
一般健康状况：		
一般心理状况：		
血压：　/　mmHg		
乳房：1.未见异常　2.异常		□
恶露：1.未见异常　2.异常		□
子宫：1.未见异常　2.异常		□
伤口：1.未见异常　2.异常		□
其他：		
分类：1.未见异常　2.异常		□
指导	1.个人卫生　5.新生儿护理与喂养 2.心理　6.其他____ 3.营养 4.母乳喂养	□/□/□/□/□
转诊	1.无　2.有 原因： 机构及科室：	□
下次随访日期：		
随访医生签名：		

填表说明：

1. 本表为产妇出院3～7天由医务人员到产妇家中进行产后检查时填写，产妇情况填写此表；新生儿情况，填写“新生儿家庭访视表”。

2. 一般健康状况：对产妇一般情况进行检查，具体描述并填写。

3. 一般心理状况：评估产妇是否有产后抑郁的症状。

4. 血压：测量产妇血压，填写收缩压和舒张压。

5. 乳房、恶露、子宫、伤口：对产妇进行检查，若有异常，具体描述。

6. 指导：可以多选，未列出的其他指导请具体填写。

7. 转诊：若有需要转诊的情况，具体填写。

8. 随访完毕，核查无误后医生签名。

5. 产后42天健康检查

（1）社区卫生服务中心为正常产妇做产后健康检查，异常产妇到原分娩医疗卫生机构检查。

（2）通过询问、观察、一般体检和妇科检查，必要时进行辅助检查对产妇恢复情况进行评估。

（3）对产妇应进行心理保健、性保健与避孕、预防生殖道感染、纯母乳喂养6个月、产妇和婴幼营养等方面的指导。

（4）填写产后42天健康检查记录表（表3-8）。

表3-8　产后42天健康检查记录表

姓名：　　　　　　　　　　　　　　　　　　　　　　　　　编号□□□-□□□□□

随访日期	年　　月　　日
分娩日期：　年　　月　　日	出院日期：　年　　月　　日
体温：　　℃	
一般健康状况：	
一般心理状况：	
血压：　　/　　mmHg	
乳房：1.未见异常　2.异常	□
恶露：1.未见异常　2.异常	□
子宫：1.未见异常　2.异常	□
伤口：1.未见异常　2.异常	□
其他：	
分类：1.已恢复　2.未恢复	□
指导	1.心理保健 2.性保健与避孕 3.婴儿喂养 4.产妇营养 5.其他__________　□/□/□/□/□
处理	1.结案　2.转诊　□ 原因： 机构及科室：
下次随访日期：	
随访医生签名：	

1. 一般健康状况：对产妇一般情况进行检查，具体描述并填写。

2. 一般心理状况：评估产妇是否有产后抑郁的症状。

3. 血压：测量产妇血压，填写收缩压和舒张压。

4. 乳房、恶露、子宫、伤口：对产妇进行检查，若有异常，具体描述。

5. 分类：根据此次随访情况，对产妇进行分类；若为未恢复，具体写明情况。
6. 指导：可以多选，未列出的其他指导请具体填写。
7. 处理：若产妇已恢复正常，则结案。若有需转诊的情况，具体填写。
8. 随访完毕，核查无误后医生签名。
9. 若失访，在随访日期处写明失访原因；若死亡，写明死亡日期和死亡原因。

（三）孕产妇健康管理的服务流程

孕产妇健康管理的服务流程如图3-2所示。

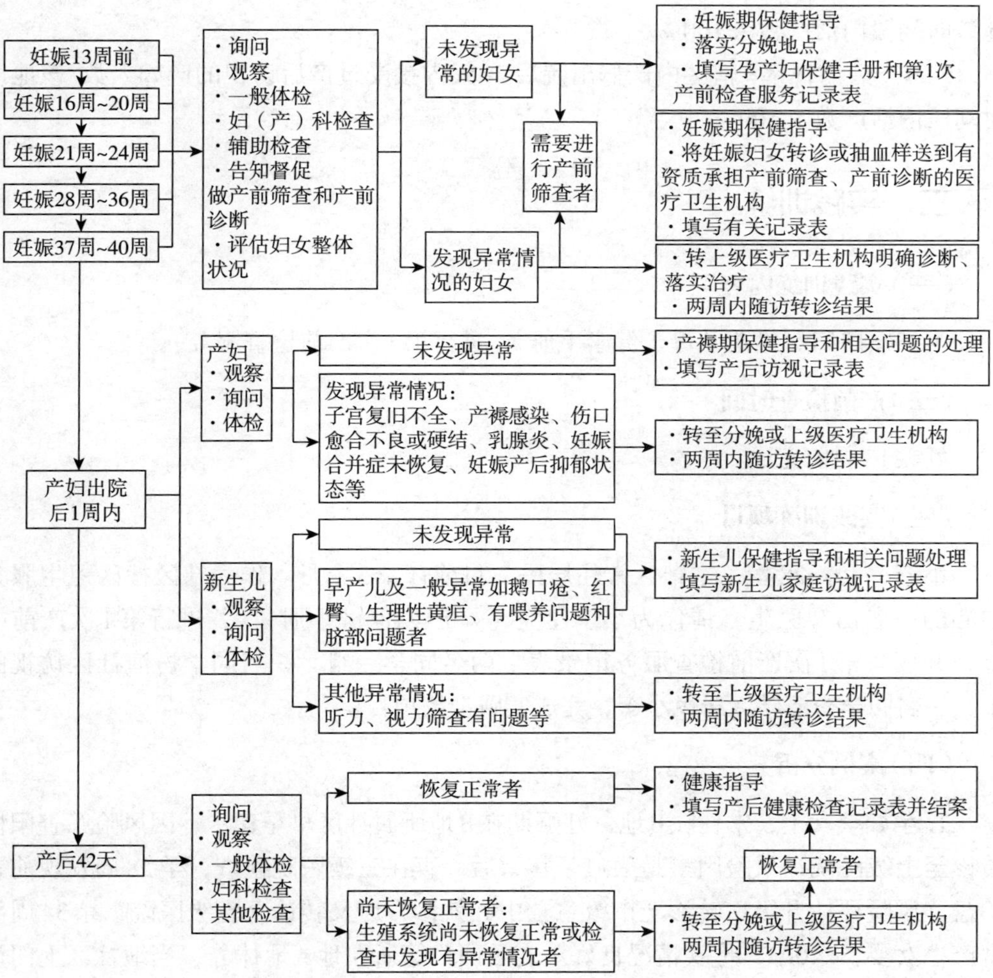

图3-2　孕产妇健康管理的服务流程图

（四）服务要求和工作指标

1. 服务要求

（1）开展孕产妇管理的机构应当具备所需的基本设备和条件。

（2）从事孕产妇健康管理工作的人员应取得相应的执业资格，并接受过孕产妇管理专业技术培训，按照国家孕产妇管理有关规范要求进行孕产妇健康管理。

（3）妊娠13周前为妊娠期妇女建立《孕产妇保健手册》，并进行第1次产前检查。

（4）社区卫生服务中心在收到分娩医院转来的产妇分娩信息后应于产妇出院后1周内到产妇家中进行产后访视，进行产褥期健康管理，加强母乳喂养和新生儿护理指导，同时进行新生儿访视。

2. 工作指标

（1）早孕建册率=辖区内孕13周之前建册并进行第一次产前检查的产妇人数/该地该时间段内活产数×100%。

（2）产后访视率=辖区内产妇出院后28天内接受过产后访视的产妇人数/该地该时间段内活产数×100%。

二、实践训练

（一）实践训练内容

为妊娠期妇女建立《母子健康手册》，进行第1次产前检查服务。

（二）产前检查时间

妊娠13周前完成。

（三）实践训练项目

小李，女，28岁，本辖区常住居民，目前怀孕3个月。作为辖区社区卫生服务中心的一名访视医生，请你为小李建立《孕产妇保健手册》，并进行第1次产前检查，并填写第1次产前检查服务记录表。两名同学一组，一名同学扮演社区访视医生，一名同学扮演辖区居民小李，完成实践训练项目。

（四）案例分析

1. 孕妇李女士，常住在B地，妊娠期在B地所属社区早孕建卡，因风险筛查阳性转诊至上级医院，风险因素是瘢痕子宫，后一直在三级医院检查，孕28周发现前置胎盘，风险评估升级，转诊至市级急救中心就诊，后又转诊至省级医院，孕34周剖宫产一女婴，2400g，母女情况良好。产后回户籍所在地A地休养，当地社区上门访视，无异常。产后42天到三级医院进行检查。儿童户籍报在A地，在A地进行定期预防接种和儿童健康管理。

（1）如果你是B地社区卫生服务中心的妇保医生，此产妇的活产信息是否作为B地辖区内孕产妇保健和健康情况年报表的活产信息进行上报？依据是什么？信息如何获得？

（2）如果本案例儿童户籍报在A地，满月后却在B地进行计划免疫和儿童保健，该例活产信息如何上报？

2. 社区卫生服务中心王医生到辖区产妇张女士家访视。张女士妊娠期曾有轻度抑郁，经心理疏导后好转。现为产后6天，产妇丈夫诉张女士出院回家后，少言寡语，经常流泪，不愿意哺乳，食欲差，失眠。

（1）如果你是社区卫生服务中心的医生，考虑产妇张女士患什么病？应该如何处理？

（2）你作为社区卫生服务中心医生，可以采取哪些预防措施预防产妇产褥期抑郁症？

（3）产褥期抑郁症预后如何？

第三节　老年人健康管理服务技术

PPT

一、老年人健康管理服务规范

国际上将60岁以上的人定义为老年人，我国《老年人权益保障法》指出，60岁以上的公民为老年人。老年人健康管理是指对65岁及以上老年人口由政府宏观调控，以老年人的健康需求为标准，为提高老年人健康状态的一系列服务过程。具体包括：老年人健康信息的收集整理，健康危险因素的评估、分析、监测和干预，健康档案的建立，健康咨询和指导，制定个性化的健康管理计划等。健康管理的目的在于发现并干预健康风险、预防和控制疾病发生与发展，降低医疗费用，提高生命质量。重点在于提高被管理个体和人群的健康水平。

（一）老年人健康管理的服务对象

辖区内65岁及以上常住居民。

（二）老年人健康管理的服务内容

为辖区内65岁及以上老年人每年提供一次健康管理服务，包括生活方式和健康状态评估、体格检查、辅助检查和健康指导。

1. 生活方式和健康状态评估　通过问诊及老年人健康状态自评，了解其基本健康状况、体育锻炼、饮食、吸烟、饮酒、慢性病常见症状、既往所患疾病、治疗及目前用药和生活治理能力等。老年人健康状态评估需关注6个方面。

（1）老年人健康自评情况，从满意到不满意5种程度的选择。

（2）生活方式是否健康的评估：包括常见健康风险，如运动、饮食、体重以及老年人特别需要注意的跌倒等方面的风险。

（3）有无常见慢病症状（24个症状+其他）。

（4）既往病史（6个常见疾病及系统疾病+其他）。

（5）目前用药情况（近一年内用的主要药物）。

（6）生活自理能力评估。

2. 体格检查 包括体温、脉搏、呼吸、血压、身高、体重、腰围、皮肤、浅表淋巴结、肺部、心脏、腹部等常规体格检查，并对口腔、视力、听力和运动功能等进行粗测判断。

3. 辅助检查 包括血常规、尿常规、肝功能（血清天冬氨酸氨基转移酶、血清丙氨酸氨基转移酶和总胆红素）、肾功能（血清肌酐和血尿素）、空腹血糖、血脂（总胆固醇、甘油三酯、低密度脂蛋白胆固醇、高密度脂蛋白胆固醇）、心电图和腹部B超（肝胆胰脾）检查。

4. 健康指导 告知评价结果并进行相应健康指导。

（1）对患病或发现异常检查结果的老年人健康指导，包括对发现的高血压、糖尿病患者应纳入慢病管理；对发现的其他疾病患者应及时治疗或转诊；不论是体检还是辅助检查所发现的异常结果，需定期复查或建议转诊。

（2）对危险因素控制方面的健康指导，包括对一般健康生活方式的指导，如适度运动、合理膳食、戒烟减酒、控制体重等。也包括针对老年人特点进行有针对性的指导，特别是70岁以上老年人在疫苗接种、防跌倒、防骨质疏松、意外伤害和自救以及认知情感指导方面要特别强调。

（3）健康指导的对象不仅要对老年人本人讲，也要让老年人的亲属、邻里了解，这样才能保证效果。

（4）对体检的所有老年人告知或预约下次体检时间。

（三）老年人健康管理服务流程

首先是预约辖区内65岁以上的常住居民，对这些老年人进行健康评估，随后根据评估结果进行分类处理，最后告知老年人体检结果并进行健康指导。具体服务流程如图3-3所示。

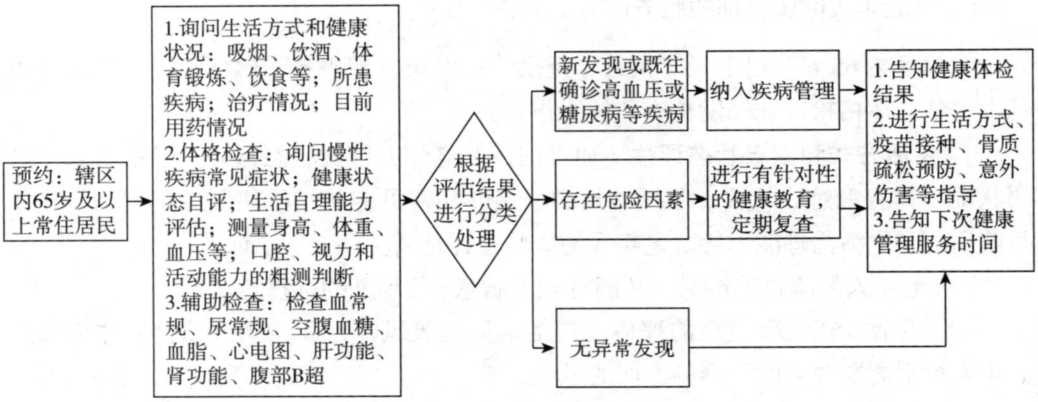

图3-3 老年人健康管理服务流程图

（四）老年人健康管理服务要求

1. 开展老年人健康管理服务的乡镇卫生院和社区卫生服务中心应当具备服务内容所需的基本设备和条件。

2. 加强与村（居）委会、派出所等相关部门的联系，掌握辖区内老年人口信息变化。加强宣传，告知服务内容，使更多的老年人愿意接受服务。

3. 每次健康检查后及时将相关信息记入健康档案。具体内容详见《居民健康档案管理服务规范》健康体检表。对于已纳入相应慢性病健康管理的老年人，本次健康管理服务可作为一次随访服务。

4. 积极应用中医药方法为老年人提供养生保健、疾病防治等健康指导。

（五）老年人健康管理工作指标

1. 老年人健康管理率=年内接受健康管理老年人数/年内辖区内65岁及以上常住居民数×100%。

注：接受健康管理是指建立了健康档案，接受了健康体检、健康指导、健康体检表填写完整。

2. 老年人生活自理能力评估表　从进餐、梳洗、穿衣、如厕、活动等5个方面对老年人进行评估；评估包括可自理、轻度依赖、中度依赖、不能自理四个等级进行打分；0～3分为可自理，4～8分为轻度依赖，9～18分为中度依赖，19分以上为不能自理。老年人生活自理能力评估表见表3-9。

表3-9　老年人生活自理能力评估表

评估事项、内容与评分	程度等级				
	可自理	轻度依赖	中度依赖	不能自理	判断评分
进餐：使用餐具将饭菜送入口、咀嚼、吞咽等活动	独立完成	—	需要协助，如切碎、搅拌食物等	完全需要帮助	
评分	0	0	3	5	
梳洗：梳头、洗脸、刷牙、剃须、洗澡等活动	独立完成	能独立地洗头、梳头、洗脸、刷牙、剃须等；洗澡需要协助	在协助下和适当的时间内，能完成部分梳洗活动	完全需要帮助	
评分	0	1	3	7	
穿衣：穿衣裤、袜子、鞋子等活动	独立完成	—	需要协助，在适当的时间内完成部分穿衣	完全需要帮助	
评分	0	0	3	5	
如厕：大便、小便等活动及自控	不需要协助，可自控	偶尔失禁，但基本上能如厕或使用便具	经常失禁，在很多提示和协助下尚能如厕或使用便具	完全失禁，完全需要帮助	
评分	0	1	5	10	

续表

评估事项、内容与评分	程度等级				
	可自理	轻度依赖	中度依赖	不能自理	判断评分
活动：站立、室内行走、上下楼梯、户外活动	独立完成所有活动	借助较小的外力或辅助装置能完成站立、行走、上下楼梯等	借助较大的外力才能完成站立、行走，不能上下楼梯	卧床不起，活动完全需要帮助	
评分	0	1	5	10	

二、中国健康老年人的标准

（一）中国健康老年人标准

《中国健康老年人标准》（WS/T 802—2022）规定了60周岁及以上中国健康老年人标准、评估实施和评估标准，中国健康老年人应满足生活自理或基本自理、乐观积极和自我满意等9大标准。

1. 健康老年人的定义 “健康老年人”指的是60周岁及以上，生活能够自理或基本自理的老年人。在躯体、心理、社会三方面都达到协调与和谐的状态。其重要脏器的增龄性变化未导致明显的功能异常，健康风险因素控制在适龄范围内，营养状况良好；认知功能基本正常，心态乐观积极，自我满意，具备一定的健康素养，保持良好的生活方式；积极参与家庭和社会活动，具备良好的社会适应能力等。

2. 中国健康老年人标准的九项要求

（1）生活自理或基本自理。

（2）重要脏器的增龄性变化未导致明显的功能异常。

（3）健康风险因素控制在适龄范围内。

（4）营养状况良好。

（5）认知功能基本正常。

（6）乐观积极，自我满意。

（7）具备一定的健康素养，保持良好的生活方式。

（8）积极参与家庭和社会活动。

（9）社会适应能力良好。

（二）老年人健康管理的目标

1. 老而少病 辖区内65岁以上老年人每年做一次健康体检，及时更新健康档案并动态监测；提供疾病预防、自我保健及伤害预防、自救等健康指导，减少健康危险因素；构建居家养老为基础、社区服务为依托、机构养老为支撑的社会养老服务体系，达到老而少病的目标。

2. 减少健康危险因素 对高血压、肥胖等健康危险因素进行分析和干预，并监督干预过程，减少健康危险因素。

3. 预防患病　控制慢性病和意外伤害，预防老年人患病。

4. 病而不残　在老年人疾病早期达到早诊断、早治疗、早康复。

5. 残而不废　避免可预防的疾病相关并发症，做好慢性病的防控、康复护理。

6. 对疾病的转归作出判断　提供提出的健康评估和改进，对疾病转归做出早期判断。

三、实践训练

（一）老年人健康档案的建立与使用

1. 社区医生小张为王大爷建立了健康档案，体格检查发现王大爷测血压为138/88mmHg，高166cm，体重77kg，腰围99cm。空腹血糖6.9mmol/L，血脂总胆固醇5.8mmol/L，甘油三酯4.6mmol/L，低密度脂蛋白3.93mmol/L，高密度脂蛋白1.1mmol/L。

（1）可以诊断王大爷为高血压的高危人群吗？简述高血压高危对象的判定标准。

（2）针对王大爷的健康体检结果，你有哪些指导建议？

2. 2个月后王大爷突发面色潮红、头痛、恶心、呕吐，家人紧急送往该社区医院小张值班、测血压220/105mmHg，张医生认为是王大爷血压高导致的一系列症状。张医生在紧急处理后将王大爷迅速转至最近的三甲医院。对于高血压患者病情评估时出现哪些情况为危急情况，须在处理后紧急转诊？

3. 经过积极的治疗，王大爷好转出院，从此及时吃药，控制饮食，积极锻炼。今日王大爷至社区卫生服务中心，咨询高血压健康管理的问题。

（1）针对王大爷的情况，你给他的健康指导意见包括哪些？

（2）如何对王大爷进行运动指导？

（二）老年跌倒的防治

1. 李大爷，83岁，有高血压病史20年，规律服药降压，但近年来出现“体位性低血压”，有白内障病史，视力较差。双膝骨关节炎多年，近年来时有发作，影响活动。家人买了一副拐杖帮助他行走。小许医生去社区巡诊，了解了孙大爷的情况，对他健康宣教，帮助孙大爷预防跌倒的发生。李大爷跌倒的危险因素有哪些？有哪些措施可以预防跌倒？

2. 李大爷今晨起身去卫生间，感双下肢无力，跌倒在地，臀部着地。李大爷未有特殊不适，家人不放心，送至社区卫生服务中心。

（1）如果你是接诊医生，如何对患者进行跌倒并发症排查及处理？

（2）日常生活中如何预防老年人跌倒？

（3）如果老年人在家跌倒该怎么办？

重点小结

本章重点介绍了0~6岁儿童健康管理服务对象、服务流程及内容；孕产妇健康管理服务的对象、流程及内容；老年人健康管理服务对象、服务流程、内容及服务要求；详述了新生儿家庭访视服务技术。

目标检测

参考答案

一、选择题

1. 新生儿出院几天内，医务人员应到新生儿家中进行首次访视（　）
   A. 3天　B. 5天　C. 7天　D. 15天　E. 30天
2. 下列不属于新生儿高危因素的是（　）
   A. 早产儿及低出生体重儿　B. 宫内、产时或产后窒息儿　C. 病理性黄疸　D. 缺氧缺血性脑病及颅内出血　E. 出生体重大于3kg
3. 《0~6岁儿童健康管理服务规范》中规定的服务对象不包括（　）
   A. 胎儿　B. 新生儿　C. 婴儿　D. 幼儿　E. 学龄前儿童
4. 老年人健康管理服务内容，不包括（　）
   A. 生活方式评估　B. 健康状况评估　C. 体格检查　D. 健康指导　E. 疾病治疗
5. 老年人健康管理规范中，服务对象为（　）
   A. 辖区常住居民　B. 辖区60岁以上常住居民　C. 辖区65岁以上常住居民　D. 辖区70岁以上常住居民　E. 辖区75岁以上常住居民

二、思考题

1. 0~6岁儿童健康管理服务流程包括哪些内容？
2. 老年人健康管理服务要求包括哪些内容？

第四章　疾病管理服务技术

学习目标

知识目标： 通过本章的学习，应能掌握高血压、2型糖尿病、肺结核、严重精神障碍和慢性阻塞性肺疾病患者的健康管理服务技术；熟悉患病人群的健康服务管理规范流程。

技能目标： 在整体学习基础上，能运用所学知识开展高血压、2型糖尿病、肺结核、严重精神障碍患者和慢性阻塞性肺疾病患者健康管理服务，完成工作指标。

素质目标： 通过本章的学习，具备为高血压、2型糖尿病、肺结核、严重精神障碍患者和慢性阻塞性肺疾病患者开展健康服务的能力，不断提升患病人群的健康素养和健康水平，推进“以治病为中心”向“以健康为中心”转变，提高人民群众健康水平，为共建共享健康中国奠定重要基础。

情境导入

情境： 某乡镇社区卫生服务中心医生小王为李大爷建立了健康档案。体格检查发现：李大爷测血压为138/88mmHg，身高168cm，体重75kg，腰围95cm。空腹血糖6.8mmol/L，血脂总胆固醇5.7mmol/L，甘油三酯1.7mmol/L，低密度脂蛋白3.8mmol/L，高密度脂蛋白1.0mmol/L。

思考： 1. 李大爷是高血压的高危人群吗？

2. 高血压高危对象的判断标准是什么？

3. 针对李大爷的健康检查情况，你有哪些健康指导建议？

慢性非传染性疾病，简称慢性病，是指病情持续时间长、发展缓慢的疾病。慢性病的4个主要类型为：心血管疾病（如心脏病发作和脑卒中）、癌症、慢性呼吸道疾病（如慢性阻塞性肺疾病和哮喘）以及糖尿病。随着我国老龄化问题日益突出，老年人慢性病的发病率、患病率和死亡率均呈现显著上升趋势。慢性病患者的管理已成为我国基层医疗卫生服务工作的重要方面。为贯彻党中央、国务院决策部署，落实《健康中国行动（2019—2030年）》有关工作要求，进一步强化慢性病防控关口前移，倡导文明健康生活方式，提高慢性病患者维护和促进自身健康的能力，基层医疗卫生服务机构要积极开展慢性病健康管理服务工作。

第一节　高血压患者健康管理服务技术

PPT

成年人正常血压为收缩压≥90mmHg且<140mmHg，舒张压≥60mmHg且<90mmHg。白天略高，晚上略低，冬季略高于夏季。运动、紧张等也会使血压暂时升高。脉压是收缩压与舒张压的差值，正常为30～40mmHg。收缩压达到120～139mmHg或舒张压达到80～89mmHg时，称血压正常高值，应当向医生咨询。

高血压是我国常见的心血管疾病之一。未使用降压药物的情况下，非同日3次诊室血压测量收缩压≥140mmHg和（或）舒张压≥ 90mmHg，可诊断为高血压。患者有高血压病史，目前正在服用抗高血压药物，血压虽低于140/90mmHg，仍诊断为高血压。根据舒张压/收缩压数值大小，《中国高血压防治指南（2023年版）》将高血压分为三类，分别为：1级高血压（轻度），140～159/90～99mmHg；2级高血压（中度），160～179/100～109mmHg；3级高血压（重度），≥180/110mmHg。

高血压的治疗必须坚持长期、综合、全面的原则。高血压患者应遵医嘱服药，按期复查。增强自我保健意识，主动学习高血压知识，对疾病有全面正确认识，掌握家庭自测血压的方法，做好血压自我监测。高血压患者除关注血压水平外还要关注是否存在其他心血管疾病危险因素。普通高血压患者的血压均应严格控制在140/90mmHg 以下；糖尿病、慢性肾病、稳定性冠心病、脑卒中患者的血压控制更宜个体化，一般可降至130/80mmHg以下；老年人收缩压降至150mmHg以下。

一、高血压患者健康管理服务规范

（一）高血压患者健康管理的服务对象

辖区内35岁及以上常住居民中原发性高血压患者。

（二）高血压患者健康管理服务内容

1. 筛查

（1）对辖区内35岁及以上常住居民，每年为其免费测量一次血压（非同日三次测量）。

（2）对第一次发现收缩压≥140mmHg和（或）舒张压≥90mmHg的居民在去除可能引起血压升高的因素后预约其复查，非同日3次测量血压均高于正常，可初步诊断为高血压。建议转诊到有条件的上级医院确诊并取得治疗方案，2周内随访转诊结果，对已确诊的原发性高血压患者纳入高血压患者健康管理。对可疑继发性高血压患者，及时转诊。

（3）如有以下六项指标中的任一项高危因素，建议每半年至少测量1次血压，并接受医务人员的生活方式指导：①血压高值［收缩压130~139mmHg和（或）舒张压85~89mmHg］；②超重或肥胖，和（或）腹型肥胖：超重：28kg/m^2＞BMI≥24kg/m^2，肥胖：BMI≥28kg/m^2，腰围：男≥90cm（2.7尺），女≥85cm（2.6尺）为腹型肥胖；③高血压家族史（一、二级亲属）；④长期膳食高盐；⑤长期过量饮酒（每日饮白酒≥100ml）；⑥年龄≥55岁。

2. 随访评估 对原发性高血压患者，每年要提供至少4次面对面的随访。

（1）测量血压并评估是否存在危急情况，如出现收缩压≥180mmHg和（或）舒张压≥110mmHg；意识改变、剧烈头痛或头晕、恶心呕吐、视力模糊、眼痛、心悸、胸闷、喘憋不能平卧及处于妊娠期或哺乳期同时血压高于正常等危急情况之一，或存在不能处理的其他疾病时，须在处理后紧急转诊。对于紧急转诊者，乡镇卫生院、村卫生室、社区卫生服务中心（站）应在2周内主动随访转诊情况。

（2）若不需紧急转诊，询问上次随访到此次随访期间的症状。

（3）测量体重、心率，计算体质指数（BMI）。

（4）询问患者疾病情况和生活方式，包括心脑血管疾病、糖尿病、吸烟、饮酒、运动、摄盐情况等。

（5）了解患者服药情况。

3. 分类干预

（1）对血压控制满意（一般高血压患者血压降至140/90mmHg以下；≥65岁老年高血压患者的血压降至150/90mmHg以下，如果能耐受，可进一步降至140/90mmHg以下；一般糖尿病或慢性肾脏病患者的血压目标可以在140/90mmHg基础上再适当降低）、无药物不良反应、无新发并发症或原有并发症无加重的患者，预约下一次随访时间。

（2）对第一次出现血压控制不满意，或出现药物不良反应的患者，结合其服药依从性，必要时增加现用药物剂量、更换或增加不同类的降压药物，2周内随访。

（3）对连续两次出现血压控制不满意或药物不良反应难以控制以及出现新的并发症或原有并发症加重的患者，建议其转诊到上级医院，2周内主动随访转诊情况。

（4）对所有患者进行有针对性的健康教育，与患者一起制定生活方式改进目标并在下一次随访时评估进展。告诉患者出现哪些异常时应立即就诊。

4. 健康体检 对原发性高血压患者，每年进行1次较全面的健康检查，可与随访相结合。内容包括体温、脉搏、呼吸、血压、身高、体重、腰围、皮肤、浅表淋巴结、心脏、肺部、腹部等常规体格检查，并对口腔、视力、听力和运动功能等进行判断。

（三）高血压患者健康管理服务流程

1. 高血压筛查流程图 见图4-1。

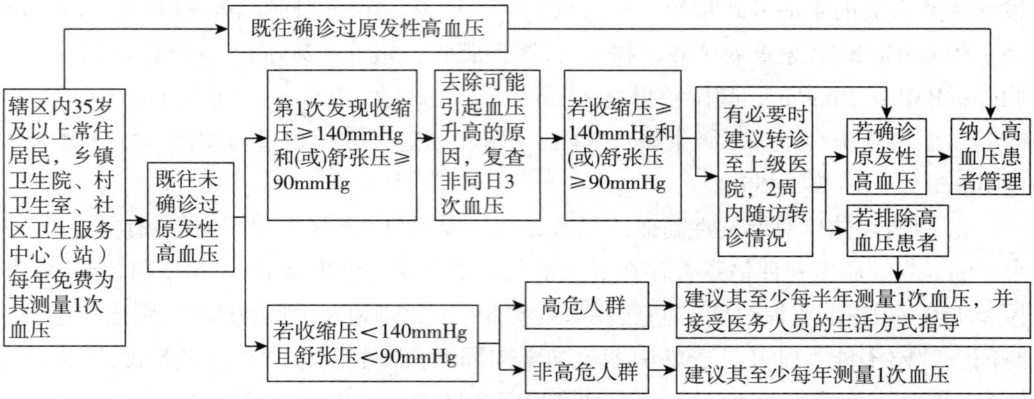

图 4-1　高血压筛查流程图

2. **高血压患者随访流程图**　见图4-2。

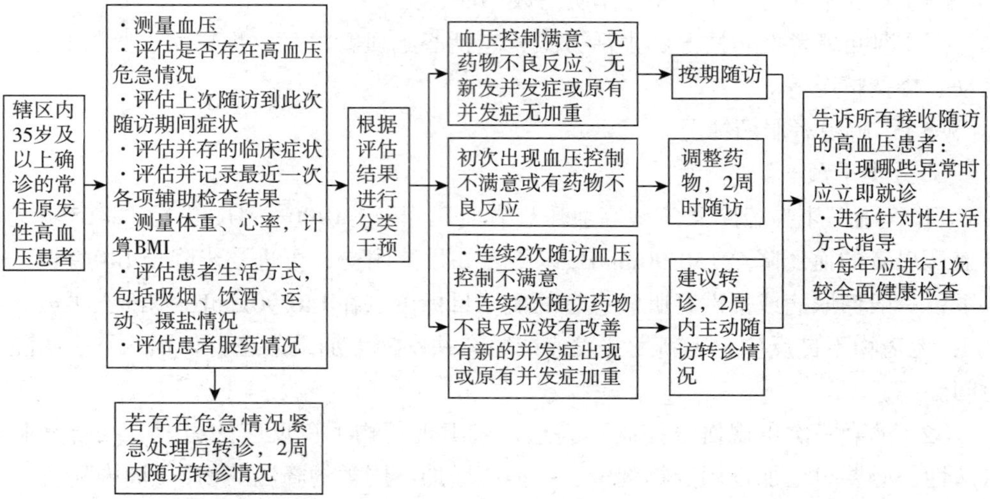

图 4-2　高血压患者随访流程图

（四）服务要求

1. 高血压患者的健康管理由医生负责，应与门诊服务相结合，对未能按照管理要求接受随访的患者，乡镇卫生院、村卫生室、社区卫生服务中心（站）医务人员应主动与患者联系，保证管理的连续性。

2. 随访包括预约患者到门诊就诊、电话追踪和家庭访视等方式。

3. 乡镇卫生院、村卫生室、社区卫生服务中心（站）可通过本地区社区卫生诊断和门诊服务等途径筛查和发现高血压患者。有条件的地区，对人员进行规范培训后，可参考《中国高血压防治指南》对高血压患者进行健康管理。

4. 发挥中医药在改善临床症状、提高生活质量、防治并发症中的特色和作用，积极应用中医药方法开展高血压患者健康管理服务。

5. 加强宣传，告知服务内容，使更多的患者和居民愿意接受服务。

6. 每次提供服务后及时将相关信息记入患者的健康档案。

（五）高血压患者健康管理服务工作指标

1. 高血压患者管理率=年内已管理高血压患者人数/年内辖区内高血压患者总人数×100%。

辖区高血压患病总人数估算：辖区常住成年人口总数×成年人高血压患病率（通过当地流行病学调查、社区卫生诊断获得或是选用本省（区、市）或全国近期高血压患病率指标）。

2. 高血压患者规范管理率=按照规范要求进行高血压患者健康管理的人数/年内已管理的高血压患者人数×100%。

规范管理的含义：建档、定期随访管理（实施分级管理、随访评估和分类干预，其中每年提供至少4次面对面随访和1次较全面的健康体检）和档案填写规范（信息真实，必填项目完整且无逻辑错误）。

3. 管理人群血压控制率=年内最近一次随访血压达标人数/年内已管理的高血压患者人数×100%。

最近一次随访血压指的是按照规范要求最近一次随访的血压，若失访则判断为未达标，血压控制是指收缩压＜140 mmHg和舒张压＜90 mmHg（65岁及以上患者收缩压＜150mmHg和舒张压＜90mmHg），即收缩压和舒张压同时达标。

（六）高血压患者随访服务记录表

高血压患者随访服务记录表见表4-1。

表4-1　高血压患者随访服务记录表

姓名：　　　　　　　　　　　　　　　　　　　　编号□□□-□□□□□

随访日期		年　月　日	年　月　日	年　月　日	年　月　日
随访方式		1.门诊　2.家庭 3.电话　□	1.门诊　2.家庭 3.电话　□	1.门诊　2.家庭 3.电话　□	1.门诊　2.家庭 3.电话　□
症状	1.无症状 2.头痛头晕 3.恶心呕吐 4.眼花耳鸣 5.呼吸困难 6.心悸胸闷 7.鼻衄出血不止 8.四肢发麻 9.下肢水肿	□/□/□/□/□/ □/□/□ 其他：	□/□/□/□/□/ □/□/□ 其他：	□/□/□/□/□/ □/□/□ 其他：	其他：

续表

体征	血压（mmHg）								
	体重（kg）	/		/		/		/	
	体质指数（BMI）（kg/m²）	/		/		/		/	
	腰围（cm）								
	心率（次/分）								
	其他								
生活方式指导	日吸烟量（支）	/		/		/		/	
	日饮酒量（两）	/		/		/		/	
	运动	____次/周 ____分/次 ____次/周 ____分/次		____次/周 ____分/次 ____次/周 ____分/次		____次/周 ____分/次 ____次/周 ____分/次		____次/周 ____分/次 ____次/周 ____分/次	
	摄盐情况（咸淡）	轻/中/重 轻/中/重		轻/中/重 轻/中/重		轻/中/重 轻/中/重		轻/中/重 轻/中/重	
	心理调整	1.良好 2.一般 3.差 □		1.良好 2.一般 3.差 □		1.良好 2.一般 3.差 □		1.良好 2.一般 3.差 □	
	遵医行为	1.良好 2.一般 3.差 □		1.良好 2.一般 3.差 □		1.良好 2.一般 3.差 □		1.良好 2.一般 3.差 □	
辅助检查*									
服药依从性		1.规律 2.间断 3.不服药 □		1.规律 2.间断 3.不服药 □		1.规律 2.间断 3.不服药 □		1.规律 2.间断 3.不服药 □	
药物不良反应		1.无 2.有________ □		1.无 2.有________ □		1.无 2.有________ □		1.无 2.有________ □	
此次随访分类		1.控制满意 2.控制不满意 3.不良反应 4.并发症 □		1.控制满意 2.控制不满意 3.不良反应 4.并发症 □		1.控制满意 2.控制不满意 3.不良反应 4.并发症 □		1.控制满意 2.控制不满意 3.不良反应 4.并发症 □	
用药情况	药物名称1	每日 次	每次 mg	每日 次	每次 mg	每日 次	每次 mg	每日 次	每次 mg
	用法用量								
	药物名称2	每日 次	每次 mg	每日 次	每次 mg	每日 次	每次 mg	每日 次	每次 mg
	用法用量								
	药物名称3	每日 次	每次 mg	每日 次	每次 mg	每日 次	每次 mg	每日 次	每次 mg
	用法用量								
	其他药物	每日 次	每次 mg	每日 次	每次 mg	每日 次	每次 mg	每日 次	每次 mg

续表

转诊	原因								
	机构及科别								
转诊回访	日期								
	靶器官损害								
	并发症								
	其他疾病								
	未转诊原因								
下次随访日期									
随访医生签名									

填表说明：

1. 本表为高血压患者在接受随访服务时由医生填写。每年的健康体检后填写健康体检表。若失访，在随访日期处写明失访原因；若死亡，写明死亡日期和死亡原因。

2. 体征：体质指数（BMI）=体重（kg）/身高的平方（m^2），如有其他阳性体征，请填写在“其他”一栏。体重、腰围和体质指数斜线前填写目前情况，斜线后填写下次随访时应调整到的目标。如果是超重或是肥胖的高血压患者，要求每次随访时测量体重、腰围并指导患者控制体重；正常体重人群可每年测量一次体重、腰围及体质指数。

3. 生活方式指导：在询问患者生活方式时，同时对患者进行生活方式指导，与患者共同制定下次随访目标。

日吸烟量：斜线前填写目前吸烟量，不吸烟填“0”，吸烟者写出每天的吸烟量“××支”，斜线后填写吸烟者下次随访目标吸烟量“××支”。

日饮酒量：斜线前填写目前饮酒量，不饮酒填“0”，饮酒者写出每天的饮酒量相当于白酒“××两”，斜线后填写饮酒者下次随访目标饮酒量相当于白酒“××两”（啤酒/10=白酒量，红酒/4=白酒量，黄酒/5=白酒量）。

运动：填写每周几次，每次多少分钟。即“××次/周，××分/次”。横线上填写目前情况，横线下填写下次随访时应达到的目标。

摄盐情况：斜线前填写目前摄盐的咸淡情况。根据患者饮食的摄盐情况，按咸淡程度在列出的“轻、中、重”之一上划“√”分类，斜线后填写患者下次随访目标摄盐情况。

心理调整：根据患者抑郁、焦虑等心理卫生状况做判定，选择对应的选项。

遵医行为：指患者是否遵照医生的指导去改善生活方式。

4. 辅助检查：记录患者上次随访到这次随访之间在各医疗机构进行的辅助检查结果。

5. 服药依从性：“规律”为按医嘱服药，“间断”为未按医嘱服药，频次或数量不足，“不服药”即为医生开了处方，但患者未使用此药。

6. 药物不良反应：如果患者服用的降压药物有明显的药物不良反应，具体描述哪种药物，何种不良反应。

7. 此次随访分类：根据此次随访时的分类结果，由随访医生在4种分类结果中选择一项在“□”中填上相应的数字。“控制满意”是指血压控制满意，无其他异常；“控制不满意”是指血压控制不满意，无其他异常、“不良反应”是指存在药物不良反应、“并发症/并发症”是指出现新的并发症/并发症或并发症/并发症出现异常。如果患者同时并存几种情况，填写最严重的一种情况，同时结合上次随访情况确定患者下次随访时间，并告知患者。

8. 用药情况：根据患者整体情况，为患者开具处方，写明用法、用量。同时记录其他医疗卫生机构为其开具的处方药。

9. 转诊：如果转诊要写明转诊的医疗机构及科室类别，如××市人民医院心内科，并在原因一栏写明转诊原因。

10. 转诊回访：患者转诊后2周内主动回访情况；患者病情稳定，接回社区管理，请注明日期，并写明转诊期间的高血压相关靶器官损害或临床并发症疾病，或其他疾病诊断。如患者未按医生建议转诊，请填写未转诊原因。

11. 下次随访日期：根据患者此次随访分类，确定下次随访日期，并告知患者。

12. 随访医生签名：随访完毕，核查无误后随访医生签署其姓名。

知识链接

高血压人群的食养方法

1. 要限制钠或盐的摄入量，这是非常重要的。钠主要来自餐桌、加工食品以及在外就餐，建议公众首先利用限盐勺、限盐罐等控制家庭用盐量。

2. 增加富含钾和镁食物，这些食物主要包括植物性食物，像菠菜、芥蓝、莴苣叶、空心菜、口蘑等新鲜蔬菜；还有枣、山楂、香蕉、樱桃等新鲜水果，以及黄豆、黑豆、芸豆、赤小豆和绿豆等等这些豆类。它们钾和镁的含量都是比较高的，坚果类含镁也比较丰富，但因为坚果类脂肪含量比较高，希望每天控制在10g以下或者10g左右。

3. 主食注意粗细搭配，适当增加全谷物和杂粮、薯类的摄入，占比1/4～1/2，最好每天吃一次。

4. 多选择奶类、鱼类、大豆及其豆制品作为蛋白质和钙的来源，要限制脂肪和胆固醇摄入量，这和血脂的控制是一样，可以适量吃瘦肉，因为瘦肉脂肪含量比较低，但要少吃油炸食品，还有动物内脏以及加工肉中的红肉制品。

5. 不饮或者限制饮酒，限制添加糖摄入，少喝含糖饮料，少吃甜点、甜品、糖果这类甜的、纯能量的食物。

6. 要注意的是，部分食物和降压药同时服用的时候，可能影响降压疗效或者产生不良反应，千万要注意，在服用降压药的时候，要注意它的禁忌证。另外，食物不能代替药物，高血压患者应该在医生指导下服用药物和使用食药物质和食养指南。

二、高血压营养和运动指导原则（2024年版）

高血压是一种全身性疾病，可导致脑卒中、冠心病、心力衰竭、肾功能衰竭等严重并发症。目前，我国成年人高血压患病率约为27.5%。高血压的有效防控不仅是个体健康的重要保障，也是遏制心脑血管疾病流行的重要措施。不健康饮食、身体活动不足、超重和肥胖等是高血压的危险因素。生活方式干预，特别是营养和运动干预对高血压的防治具有重要作用。为有效预防和控制高血压的发生发展，提高居民健康水平，根据《健康中国行动（2019—2030年）》《健康中国行动—心脑血管疾病防治行动（2023—2030年）》相关要求，针对成年人高血压制定本指导原则。

（一）营养指导原则

1. 健康膳食。坚持以植物性食物为主、动物性食物适量的膳食模式。做到食物多样、三大营养素供能比例适当。可参照“中国居民平衡膳食餐盘”，帮助搭配不同种类食物。中国居民平衡膳食餐盘如图4-3所示。

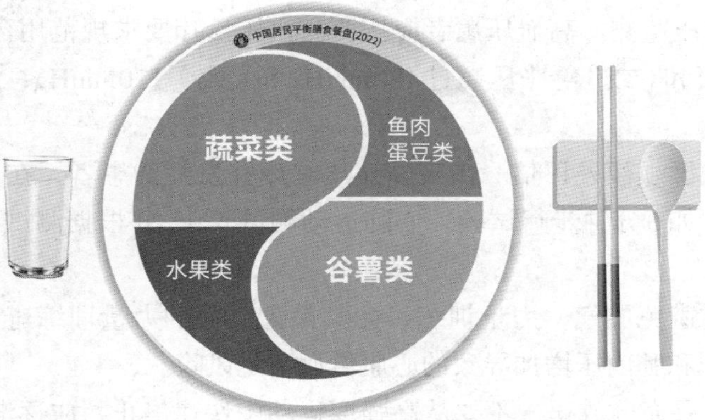

图4-3　中国居民平衡膳食餐盘

2. 控制能量摄入。通过吃动平衡，维持健康体重。每日膳食总能量以达到或保持健康体重为宜，注意肌肉量的维持。超重和肥胖人群应控制能量摄入，可根据减重目标，在现有能量摄入基础上每天减少500kcal左右的能量摄入。

3. 限制钠的摄入量。每人每日食盐摄入量逐步降至5g以下，控制高钠食物摄入，增加富含钾的食物摄入，可以选择低钠盐（肾病、高钾血症除外）。

4. 保证新鲜蔬菜和水果摄入量。每日蔬菜摄入不少于500g，水果摄入200～350g。

5. 减少饱和脂肪酸和胆固醇摄入。提高不饱和脂肪酸摄入比例，尽量避免反式脂肪酸摄入。

6. 限制饮酒或不饮酒。男性乙醇摄入量每日不超过25g，每周不超过140g；女性乙醇摄入量每日不超过15g，每周不超过80g。

7. 高血压合并多种疾病患者，可采纳相对应疾病饮食指导原则。如出现不一致，可根据不同疾病的严重程度进行合理筛选。常见食物举例见表4-2。

表4-2　常见食物举例

食物种类	举例
高钠食物	酱油、味精、咸菜、香肠、腐乳、泡菜、腊肉、腊肠等
高钾食物	蔬菜、水果、杂豆类、菌菇类、三文鱼、鸡胸肉、马铃薯、青稞等
富含不饱和脂肪酸的食物	鱼、坚果、植物油（棕榈油、椰子油除外）、豆制品等
高饱和脂肪酸食物	五花肉、排骨、猪肋条、牛腩、动物油、黄油、棕榈油、椰子油
可能含有反式脂肪酸的食物	起酥油、氢化植物油、反复使用的油、人造奶油、甜品等

（二）运动指导原则

1. 坚持有规律地运动 保持充足身体活动，减少久坐时间。

2. 以有氧运动为主 中等强度有氧运动每周至少150分钟。提倡结合多种形式的抗阻训练并辅以柔韧性训练。

3. 适度量力，循序渐进 避免突然大幅度增加运动强度、时间、频率或类型。

4. 高血压患者运动注意事项

（1）加强血压监测 高血压患者应按照高血压诊疗要求规范用药。在此基础上，若运动前收缩压和（或）舒张压超过180mmHg和（或）110mmHg，应控制血压后再进行运动。

（2）特定人群须额外评估 出现高血压临床并发症的患者，在开始运动前应该进行运动测试（如6分钟步行试验、心肺运动测试等），并根据测试结果进行相应的运动训练。

（3）运动时避免屏气 力量训练，尤其是大负荷的力量训练避免屏气动作，以减少胸膜腔内压和肺内压增加导致的心肌供血不足风险。

（4）运动后要充分放松 不要从高强度运动中快速停止，应逐渐降低运动强度，保持放松时间5分钟以上；要防范运动后低血压风险。

（5）注意药物与运动的相互影响 服用β受体阻滞剂的患者更适合用主观用力感觉或讲话测试来衡量运动强度。如运动对控制血压有效，应酌情调整临床用药。

（三）高血压患者运动训练的禁忌证

高血压患者在伴有以下情况时，应遵从医生建议选择适当运动类型及强度。

1. 静息心电图有明显的缺血表现、2周内有心肌梗死或者其他急性心血管事件。
2. 不稳定型心绞痛。
3. 未控制的心律失常。
4. 重度主动脉瓣狭窄或者其他瓣膜疾病。
5. 心力衰竭失代偿。
6. 急性肺栓塞或肺梗死。
7. 急性甲状腺功能亢进。
8. 急性心肌炎或心包炎。
9. 急性血栓性静脉炎。
10. 其他妨碍安全和运动锻炼的残疾。
11. 电解质异常。
12. 梗阻性肥厚型心脏病，静息最大左心室流出道压差>25mmHg。
13. 主动脉夹层。

三、实践训练

“全国高血压日”宣传活动作为落实健康中国行动的重要举措，基层医疗卫生服务机构需要动员广大群众积极参与，营造有利于高血压防治的社会氛围，切实提升居民健康素养水平。作为社区卫生服务中心的一名医生，请你结合“全国高血压日”制作宣传方案、开展健康教育；2名同学一组，开展脉搏、体重、血压和体温的测量操作实践训练。

（一）实践训练内容

“全国高血压日”宣传要点。

1. 高血压诊断标准　在未使用降压药物的情况下，非同日3次血压测量收缩压≥140mmHg和（或）舒张压≥90mmHg，可诊断为高血压。提倡使用上臂式全自动电子血压计进行有规律的家庭血压测量。家庭血压测量值判断标准不同于诊室血压，家庭血压读数≥135/85mmHg被认定为高血压。

2. 高血压的流行与危害　高血压是最常见的慢性病之一，目前全国现有高血压患者2.7亿。高血压是心脏病、脑卒中、肾病发病和死亡的最重要的危险因素，我国因心脑血管病导致的死亡占国民总死亡的40%以上，约70%的脑卒中死亡和约50%心肌梗死与高血压密切相关。

3. 定期测量血压

（1）18岁及以上成年人定期自我监测血压，至少每年测量1次血压，关注血压变化。

（2）超重或肥胖、高盐饮食、吸烟、长期饮酒、长期精神紧张、体力活动不足等高血压高危人群和血压为正常高值者（120～139/80～89mmHg），经常测量血压。

（3）医疗机构对35岁以上首诊患者测量血压。

（4）积极提倡高血压患者在家庭开展自测血压和自我管理，血压达标且稳定者，每周自测血压1次；血压未达标或不稳定者，应增加自测血压的次数。

（5）推荐使用经过国际标准认证合格的上臂式全自动电子血压计。

4. 高血压的预防

（1）坚持运动　经常性的身体活动可预防和控制高血压，如健走、游泳、太极拳、家务劳动等，活动量一般应达到中等强度。

（2）限制食盐摄入　高盐饮食显著增加高血压患病风险，成年人每天食盐摄入量不超过5g。

（3）减少摄入富含油脂和高糖的食物　限量使用烹调油，多吃蔬菜和水果。

（4）少吃快餐　尽量在家中就餐，有利于控制脂肪、盐和糖的摄入量。

（5）戒烟　吸烟有害健康，吸烟者应尽早戒烟。

5. 高血压的治疗

（1）绝大多数患者需要长期和规律服用降压药，降压治疗要达标。

（2）降压治疗的血压目标　一般高血压患者，血压降至140/90mmHg以下，合并糖尿病或慢性肾脏疾病的患者应降至130/80mmHg以下；80岁以上患者降至150/90mmHg以下。冠心病患者的舒张压低至60mmHg者应谨慎降压。

（3）大部分高血压属于原发性高血压，一般不能根治，需要长期服药治疗。不盲目相信非法广告或伪科学宣传，不能用保健品、保健理疗或食疗替代降压药治疗。

（4）大多数高血压是可以控制的，控制不佳者应及时就医。

6. 高血压管理　每个人是自己健康的第一责任人。高血压是终身性疾病，需要长期规范治疗及随访管理。国家已将高血压患者健康管理纳入基本公共卫生服务项目，高血压患者要学会自我健康管理，认真遵医嘱服药，经常测量血压和复诊，降低心脑血管病事件发生风险。

（二）实践训练内容

脉搏、体重、血压和体温的测量。

1. 操作实践训练要点如下。

（1）脉搏测量方法　将示指、中指和无名指指腹平放于手腕桡动脉搏动处，计1分钟搏动次数。正常成年人安静状态下脉搏为60～100次/分。也可利用可穿戴设备（如运动手环等）来测量。

（2）体重测量方法　清晨空腹测量，脱去鞋子和厚衣物，将体重秤置于水平地面，双脚自然分开站立于体重秤上，双臂自然下垂，头部正对前方，保持身体重心平衡，读取体重秤上的数值。

（3）使用玻璃体温计测量腋下体温方法　先将体温计度数甩到35℃以下，再将体温计水银端放在腋下最顶端后夹紧，5～10分钟后取出读数。正确读数方法：用手拿住体温计的玻璃端，即远离水银柱的一端，使眼睛与体温计保持同一水平，然后慢慢转动体温计，从正面看到很粗的水银柱对应的数值即为体温的读数。读数时注意不要用手碰体温计的水银端，否则会影响水银柱读数而造成测量不准。使用电子体温计按说明书操作。

（4）测血压方法　推荐使用认证合格的上臂式电子血压计。测量前安静休息至少5 分钟。测量时坐在有靠背的椅子上，双脚平放于地面（禁止交叉），不说话。肘部与心脏处于同一水平上，袖带下缘应在肘窝上2.5厘米（约两横指）处。袖带松紧合适，可插入1～2根手指为宜。电子血压计显示屏上的数值稳定后读取数值，一般情况下，最上面的数值是收缩压，中间的数值是舒张压，最下面的数值为脉搏。连续测量2次，两次测量时间间隔1～2分钟，做好记录，取两次读数的平均值作为血压值。

2. 两个同学一组，开展测量操作实践训练。

（三）案例分析

1. 王某，男，42岁，某公司销售部经理，平时应酬多，运动少，近来王某感到睡眠差，出现头昏、乏力，今天抽空来到单位医务室，接诊的医生立即给王某测血压，王某血压为140/95mmHg。

（1）请问王某能否诊断为高血压？

（2）在考虑高血压诊断时需要评估的内容有哪些？

（3）医生接诊王某后，除了询问病史和体格检查外，应该做哪些基本的实验室检查？

2. 为了明确自己是否有高血压，王某按照医生意见，经常来到医务室测血压。

（1）请简述诊室血压测量要点。

（2）如果王某每次到医务室就诊，诊室血压均>140/90mmHg，但是每次在家里测量血压均在正常范围，并且平时无任何不适，请问如何解释王某血压情形？针对李某某血压情况有何合理建议？

3. 刘医生通过详细的评估和后期随访，最终诊断患者王某为高血压病。王某经常吸烟，腹围达100cm，血生化提示同型半胱氨酸为17 μ mol/L，未发现靶器官损害及合并其他临床伴发疾病，近期最高血压为150/100mmHg。

（1）王某的高血压诊断分级为什么？简述高血压诊断分级要点。

（2）如何对王某开展健康教育？

4. 薛某，男，65岁，退休工人，有高血压病史10多年，体形肥胖，喜吸烟饮酒，喜食腌制品。患者规律服用降压药物：缬沙坦片80mg，每日1次；酒石酸美托洛尔25mg，每日2次。但血压控制不理想，多在160/70mmHg左右。

（1）针对李某血压控制未达标情况，除了调整药物治疗方案，还有哪些重要措施？

（2）高血压患者合理的膳食模式是什么？目前限盐措施有哪些？

第二节　2型糖尿病患者健康管理服务技术

PPT

我国是世界上糖尿病患者最多的国家。近年来我国成年人糖尿病患病率持续上升，已高达11.9%，且发病日趋年轻化，农村人群患病率快速增长。糖尿病可以导致视网膜、肾脏、神经系统和心脑血管系统的损伤，是我国导致失明、肾衰竭、心脑血管事件和截肢的主要病因，疾病负担沉重。然而，糖尿病可防可控，糖尿病的早期发现和综合管理可以预防和控制糖尿病并发症，降低糖尿病的致残率和早死率。糖尿病是国家实施综合防治管理策略的主要慢性病之一。2009年起，糖尿病健康管理工作作为国家基本公共卫生服务项目在全国推广实施。

成年人正常空腹血糖<6.1mmol/L。对非糖尿病患者来说，低血糖症的诊断标准为血糖<2.8mmol/L，而接受药物治疗的糖尿病患者只要血糖<3.9mmol/L就属于低血糖。典型的糖尿病症状表现为“三多一少”，即烦渴多饮、多尿、多食和不明原因的体重减轻、乏力。出现典型的糖尿病症状加上空腹血糖≥7.0mmol/L或随机血糖≥11.1mmol/L，或口服75g葡萄糖负荷后2小时血糖≥11.1mmol/L，或糖化血红蛋白≥6.5%，可诊断为糖尿病。

没有糖尿病典型症状者，如果有两次以上的血糖达到糖尿病诊断标准，就可以诊断为糖尿病。6.1mmol/L≤空腹血糖<7.0mmol/L或7.8mmol/L≤糖负荷2小时血糖<11.1mmol/L为糖调节受损，也称糖尿病前期，是糖尿病的极高危人群。具备以下因素之一，即为糖尿病高危人群：处于糖尿病前期、超重或肥胖、高血压、血脂异常、脂肪肝、糖尿病家族史、妊娠糖尿病史、巨大儿（出生体重≥4kg）生育史。糖尿病患者应遵医嘱用药，定期复查。增强自我保健意识，主动学习糖尿病防治知识，对疾病有全面正确认识，掌握家庭自测血糖的方法，做好血糖自我监测，加强自我健康管理，预防和减少并发症。糖尿病患者及糖尿病高危人群要养成健康的行为生活方式，控制血糖、血压、血脂和体重，做到合理膳食、科学运动、不吸烟、不喝酒、规律生活。

一、2型糖尿病患者健康管理服务规范

（一）2型糖尿病患者健康管理的服务对象

辖区内35岁及以上常住居民中2型糖尿病患者。

（二）2型糖尿病患者健康管理服务内容

1. 筛查 对工作中发现的2型糖尿病高危人群进行有针对性的健康教育，建议其每年至少测量1次空腹血糖，并接受医务人员的健康指导。

2. 随访评估 对确诊的2型糖尿病患者，每年提供4次免费空腹血糖检测，至少进行4次面对面随访。

（1）测量空腹血糖和血压，并评估是否存在危急情况，如出现血糖≥16.7mmol/L或血糖≤3.9mmol/L；收缩压≥180mmHg和（或）舒张压≥110mmHg；意识或行为改变、呼气有烂苹果样丙酮味、心悸、出汗、食欲减退、恶心、呕吐、多饮、多尿、腹痛、有深大呼吸、皮肤潮红；持续性心动过速（心率超过100次/分）；体温超过39℃或有其他的突发异常情况，如视力突然骤降、妊娠期及哺乳期血糖高于正常值等危险情况之一，或存在不能处理的其他疾病时，须在处理后紧急转诊。对于紧急转诊者，乡镇卫生院、村卫生室、社区卫生服务中心（站）应在2周内主动随访转诊情况。

（2）若不需紧急转诊，询问上次随访到此次随访期间的症状。

（3）测量体重，计算体质指数（BMI），检查足背动脉搏动。

（4）询问患者疾病情况和生活方式，包括心脑血管疾病、吸烟、饮酒、运动、主食摄入情况等。

（5）了解患者服药情况。

3. 分类干预

（1）对血糖控制满意（空腹血糖值＜7.0mmol/L），无药物不良反应、无新发并发症或原有并发症无加重的患者，预约下一次随访。

（2）对第一次出现空腹血糖控制不满意（空腹血糖值≥7.0mmol/L）或药物不良反应的患者，结合其服药依从情况进行指导，必要时增加现有药物剂量、更换或增加不同类的降糖药物，2周时随访。

（3）对连续两次出现空腹血糖控制不满意或药物不良反应难以控制以及出现新的并发症或原有并发症加重的患者，建议其转诊到上级医院，2周内主动随访转诊情况。

（4）对所有的患者进行针对性的健康教育，与患者一起制定生活方式改进目标并在下一次随访时评估进展。告诉患者出现哪些异常时应立即就诊。

4. 健康体检　对确诊的2型糖尿病患者，每年进行1次较全面的健康体检，体检可与随访相结合。内容包括体温、脉搏、呼吸、血压、空腹血糖、身高、体重、腰围、皮肤、浅表淋巴结、心脏、肺部、腹部等常规体格检查，并对口腔、视力、听力和运动功能等进行判断。

（三）2型糖尿病患者健康管理服务流程

2型糖尿病患者健康管理服务流程如图4-4所示。

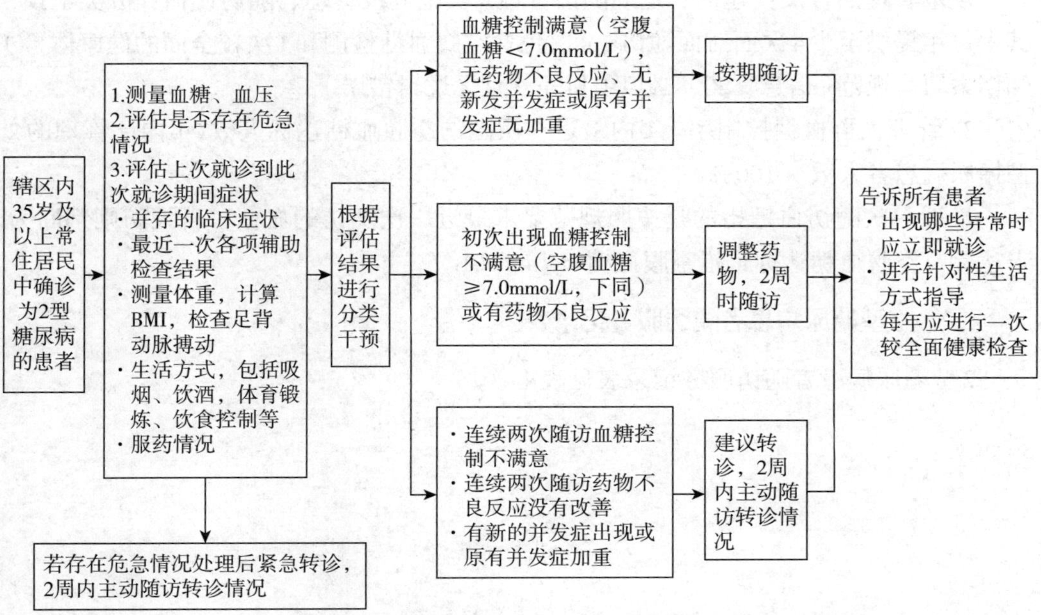

图4-4　2型糖尿病患者健康管理服务流程图

（四）服务要求

1. 2型糖尿病患者的健康管理由医生负责，应与门诊服务相结合，对未能按照健康管理要求接受随访的患者，乡镇卫生院、村卫生室、社区卫生服务中心（站）应主动与患者联系，保证管理的连续性。

2. 随访包括预约患者到门诊就诊、电话追踪和家庭访视等方式。

3. 乡镇卫生院、村卫生室、社区卫生服务中心（站）要通过本地区社区卫生诊断和门诊服务等途径筛查和发现2型糖尿病患者，掌握辖区内居民2型糖尿病的患病情况。

4. 发挥中医药在改善临床症状、提高生活质量、防治并发症中的特色和作用，积极应用中医药方法开展2型糖尿病患者健康管理服务。

5. 加强宣传，告知服务内容，使更多的患者愿意接受服务。

6. 每次提供服务后及时将相关信息记入患者的健康档案。

（五）工作指标

1. 2型糖尿病患者管理率=年内已管理2型糖尿病患者人数/年内辖区内2型糖尿病患者总人数×100%

辖区内2型糖尿病患者总人数估算：辖区常住成年人口总数×成年人2型糖尿病患病率（通过当地流行病学调查、社区卫生诊断获得或是选用本省（区、市）或全国近期2型糖尿病患病率指标）。

2. 2型糖尿病患者规范管理率=按照规范要求进行2型糖尿病患者健康管理的人数/年内已管理的2型糖尿病患者人数×100%。

规范管理的含义：建档、定期随访管理（实施分级管理、随访评估和分类干预，其中每年提供至少4次面对面随访、4次免费空腹血糖检测和1次较全面的健康体检）和档案填写规范（信息真实，必填项目完整且无逻辑错误）。

3. 管理人群血糖控制率=年内最近一次随访空腹血糖达标人数/年内已管理的2型糖尿病患者人数×100%。

最近一次随访血糖指的是按照规范要求最近一次随访的血糖，若失访则判断为未达标，空腹血糖达标是指空腹血糖＜7mmol/L。

（六）2型糖尿病患者随访服务记录表

2型糖尿病患者随访服务记录表见表4-3。

表4-3　2型糖尿病患者随访服务记录表

姓名:　　　　　　　　　　　　　　　　　　　　编号□□□-□□□□□

随访日期					
随访方式		1.门诊　2.家庭 3.电话　□	1.门诊　2.家庭 3.电话　□	1.门诊　2.家庭 3.电话　□	1.门诊　2.家庭 3.电话　□
症状	1.无症状 2.多饮 3.多食 4.多尿 5.视力模糊 6.感染 7.手脚麻木 8.下肢浮肿 9.体重明显下降	□/□/□/□/□/ □/□/□ 其他	□/□/□/□/□/ □/□/□ 其他	□/□/□/□/□/ □/□/□ 其他	□/□/□/□/□/ □/□/□ 其他
体征	血压（mmHg）				
	体重（kg）	/	/	/	/
	体质指数（kg/m^2）	/	/	/	/
	足背动脉搏动	1.触及正常　□ 2.减弱（双侧 左侧 右侧） 3.消失（双侧 左侧 右侧）	1.触及正常　□ 2.减弱（双侧 左侧 右侧） 3.消失（双侧 左侧 右侧）	1.触及正常　□ 2.减弱（双侧 左侧 右侧） 3.消失（双侧 左侧 右侧）	1.触及正常　□ 2.减弱（双侧 左侧 右侧） 3.消失（双侧 左侧 右侧）
	其他				
生活方式指导	日吸烟量	/　支	/　支	/　支	/　支
	日饮酒量	/　两	/　两	/　两	/　两
	运动	____次/周 ____分/次 ____次/周 ____分/次	____次/周 ____分/次 ____次/周 ____分/次	____次/周 ____分/次 ____次/周 ____分/次	____次/周 ____分/次 ____次/周 ____分/次
生活方式指导	主食（克/天）	/	/	/	/
	心理调整	1.良好　2.一般 3.差　□	1.良好　2.一般 3.差　□	1.良好　2.一般 3.差　□	1.良好　2.一般 3.差　□
	遵医行为	1.良好　2.一般 3.差　□	1.良好　2.一般 3.差　□	1.良好　2.一般 3.差　□	1.良好　2.一般 3.差　□

续表

辅助检查	空腹血糖值	______mmol/L	______mmol/L	______mmol/L	______mmol/L
	非空腹血糖值*	______mmol/L	______mmol/L	______mmol/L	______mmol/L
	其他检查*	糖化血红蛋白 ________% 检查日期: ____月____日 ____________ ____________ ____________	糖化血红蛋白 ________% 检查日期: ____月____日 ____________ ____________ ____________	糖化血红蛋白 ________% 检查日期: ____月____日 ____________ ____________ ____________	糖化血红蛋白 ________% 检查日期: ____月____日 ____________ ____________ ____________
服药依从性		1.规律 2.间断 3.不服药 □	1.规律 2.间断 3.不服药 □	1.规律 2.间断 3.不服药 □	1.规律 2.间断 3.不服药 □
药物不良反应		1.无 2.有 □	1.无 2.有 □	1.无 2.有 □	1.无 2.有 □
低血糖反应		1.无 2.偶尔 3.频繁 □	1.无 2.偶尔 3.频繁 □	1.无 2.偶尔 3.频繁 □	1.无 2.偶尔 3.频繁 □
此次随访分类		1.控制满意 2.控制不满意 3.不良反应 4.并发症 □	1.控制满意 2.控制不满意 3.不良反应 4.并发症 □	1.控制满意 2.控制不满意 3.不良反应 4.并发症 □	1.控制满意 2.控制不满意 3.不良反应 4.并发症 □
用药情况	药物名称1				
	用法用量	每日 次 | 每次 mg	每日 次 | 每次 mg	每日 次 | 每次 mg	每日 次 | 每次 mg
	药物名称2				
	用法用量	每日 次 | 每次 mg	每日 次 | 每次 mg	每日 次 | 每次 mg	每日 次 | 每次 mg
	药物名称3				
	用法用量	每日 次 | 每次 mg	每日 次 | 每次 mg	每日 次 | 每次 mg	每日 次 | 每次 mg
	胰岛素	种类: 用法和用量:	种类: 用法和用量:	种类: 用法和用量:	种类: 用法和用量:
转诊	原因				
	机构及科别				
转诊回访	日期				
	并发症				
	其他疾病				
	未转诊原因				
下次随访日期					
随访医生签名					

填表说明：

1. 本表为2型糖尿病患者在接受随访服务时由医生填写。每年的健康体检填写居民健康档案的健康体检表。若失访，在随访日期处写明失访原因；若死亡，写明死亡日期和死亡原因。

2. 体征：体质指数（BMI）=体重（kg）/身高的平方（m^2），体重和体质指数斜线前填写目前情况，斜线后填写下次随访时应调整到的目标。如果是超重或是肥胖的患者，要求每次随访时测量体重并指导患者控制体重；正常体重人群可每年测量一次体重及体质指数。如有其他阳性体征，请填写在“其他”一栏。

3. 生活方式指导：在询问患者生活方式时，同时对患者进行生活方式指导，与患者共同制定下次随访目标。

日吸烟量：斜线前填写目前吸烟量，不吸烟填“0”，吸烟者写出每天的吸烟量“××支”，斜线后填写吸烟者下次随访目标吸烟量“××支”。

日饮酒量：斜线前填写目前饮酒量，不饮酒填“0”，饮酒者写出每天的饮酒量相当于白酒“××两”，斜线后填写饮酒者下次随访目标饮酒量相当于白酒“××两”（啤酒/10=白酒量，红酒/4=白酒量，黄酒/5=白酒量）。

运动：填写每周几次，每次多少分钟。即“××次/周，××分/次”。横线上填写目前情况，横线下填写下次随访时应达到的目标。

主食：根据患者的实际情况估算主食（米饭、面食、饼干等淀粉类食物）的摄入量。为每天各餐的合计量。

心理调整：根据患者抑郁、焦虑等心理卫生状况做判定，选择对应的选项。

遵医行为：指患者是否遵照医生的指导去改善生活方式。

4. 辅助检查：为患者进行空腹血糖检查，记录检查结果。若患者在上次随访到此次随访之间到各医疗机构进行过糖化血红蛋白（控制目标为7%，随着年龄的增长标准可适当放宽）或其他辅助检查，应如实记录。

5. 服药依从性：“规律”为按医嘱服药，“间断”为未按医嘱服药，频次或数量不足，“不服药”即为医生开了处方，但患者未使用此药。

6. 药物不良反应：如果患者服用的降糖药物有明显的药物不良反应，具体描述哪种药物，何种不良反应。

7. 低血糖反应：根据上次随访到此次随访之间患者出现的低血糖反应情况。

8. 此次随访分类：根据此次随访时的分类结果，由责任医生在4种分类结果中选择一项在“□”中填上相应的数字。“控制满意”是指血糖控制满意，无其他异常、“控制不满意”是指血糖控制不满意，无其他异常、“不良反应”是指存在药物不良反应、“并发症”是指出现新的并发症或并发症出现异常。如果患者同时并存几种情况，填写最严重的一种情况，同时结合上次随访情况确定患者下次随访时间，并告知患者。

9. 用药情况：根据患者整体情况，为患者开具处方，并填写在表格中，写明用法、用量。同时记录其他医疗卫生机构为其开具的处方药。

10. 转诊：如果转诊要写明转诊的医疗机构及科室类别，如××市人民医院内分泌科，并在原因一栏写明转诊原因。

11. 转诊回访：患者转诊后2周内主动回访情况；患者病情稳定，接回社区管理，请注明日期，并写明转诊期间的糖尿病急性、慢性并发症或临床并发症疾病，或其他疾病诊断。如患者未按医生建议转诊，请写明未转诊原因。

12. 下次随访日期：根据患者此次随访分类，确定下次随访日期，并告知患者。

13. 随访医生签名：随访完毕，核查无误后随访医生签署其姓名。

知识链接

2型糖尿病高危人群

具有下列任何一个及以上的糖尿病危险因素者，可视为2型糖尿病高危人群。

1. 有糖尿病前期史。

2. 年龄≥40岁。

3. 体重指数（BMI）≥24kg/m^2和（或）向心性肥胖（男性腰围≥90cm，女性腰围≥85cm）。

4. 一级亲属（父母、同胞、子女）有糖尿病史。

5. 缺乏体力活动者。

6. 有巨大儿分娩史或有妊娠糖尿病病史的女性。

7. 有多囊卵巢综合征（PCOS）病史的女性。

8. 有黑棘皮病者。

9. 有高血压史，或正在接受降压治疗者。

10. HDL-C＜0.90mmol或TG＞2.22mmol/L，或正在接受调脂治疗者。

11. 有动脉粥样硬化性心血管疾病史。

12. 有类固醇类药物使用史。

13. 长期接受抗精神病药物或抗抑郁症药物治疗。

二、高血糖症营养和运动指导原则（2024年版）

高血糖症（包括糖尿病前期和糖尿病）是一种以慢性血糖升高为特征的代谢状态，可导致人各种脏器，尤其是眼、肾、神经及心血管的长期损害、功能不全和衰竭。目前，中国成人糖尿病患病率约为11.9%，糖尿病前期检出率为35.2%，50岁及以上成人糖尿病患病率更高。控制血糖是预防和延缓慢性并发症发生和发展的有效手段。不健康饮食、身体活动不足、超重和肥胖等是高血糖症的主要危险因素，而营养和运动等生活方式干预对高血糖症，特别是糖尿病前期的防治具有重要作用。为有效预防和控制高血糖症的发生发展，提高居民健康水平，根据《健康中国行动（2019—2030年）》《健康中国行动——心脑血管疾病防治行动（2023—2030年）》相关要求，针对成人高血糖症制定本指导原则。

（一）营养指导原则

1. 健康膳食　坚持以植物性食物为主、动物性食物适量的膳食模式。做到食物多样、三大营养素供能比例适当。可参考“中国居民平衡膳食餐盘”帮助搭配不同种类食物。

2. 控制能量摄入　通过吃动平衡，维持健康体重。每日膳食总能量以达到或保持健康体重为宜，注意肌肉量的维持。超重和肥胖人群应控制能量摄入，可根据减重目标，在现有能量摄入基础上每天减少500kcal左右的能量摄入。

3. 主食粗细搭配，限制高血糖生成指数（GI）食物　膳食碳水化合物供能比占总能量45%～60%，同时注意主食粗细搭配。多选择较低GI的食物，提高主食全谷物和杂豆的摄入量，以占主食的一半为好；限制高GI食物摄入，并注意控制膳食升糖负荷（GL）。

4. 增加膳食纤维摄入　每日25～30g为宜，多吃粗杂粮和豆类。

5. 保证新鲜蔬菜和水果摄入量　每日新鲜蔬菜摄入量不少于500g；两餐之间的加餐可选择吃水果，以低含糖量及低GI的水果为宜，并注意计入总能量。

6. 限制精制糖摄入　不喝含糖饮料（包括果汁饮料），少喝代糖饮料，尽量选择白水和淡茶等饮品。

7. 控制脂肪总量，选好脂肪来源　以脂肪摄入量占总能量20%～25%为宜，限制油炸类食物摄入；减少饱和脂肪酸摄入，以供能比不超过总能量10%为宜；尽量避免反式脂肪酸摄入，适当提高不饱和脂肪酸的摄入比例。

8. 规律进餐　做到细嚼慢咽；注意进餐顺序，可先吃蔬菜、再吃肉蛋和主食。

9. 戒烟，不建议饮酒　任何含乙醇的食物，对糖尿病患者的血糖控制均无益处。

10. 高血糖症合并多种疾病患者，可采纳相对应疾病饮食指导原则　如出现不一致，可根据不同疾病的严重程度进行合理筛选。

（二）运动指导原则

1. 减少静坐时间，增加日常活动　减少每日静坐少动时间，连续静坐时间不超过60分钟。增加日常活动和结构化的锻炼，运动方案应该包含有氧运动、抗阻训练和柔韧性训练。

2. 适当增加高强度有氧运动　有运动基础的可以增加高强度间歇训练（HIIT），包含变速跑、有氧操等。

3. 适度量力，循序渐进　避免突然大幅度增加运动强度、时间、频率或类型。

4. 建议餐后运动　用餐1小时后运动，避免低血糖的发生。

5. 肥胖人群的运动要点　在身体健康状况允许的情况下，肥胖人群可逐步增加有氧运动强度和时间。

（三）高血糖症患者运动注意事项

1. 运动计划

（1）联合运动顺序　在联合训练期间，先进行抗阻训练再进行有氧训练，可降低1型糖尿病患者运动后低血糖的风险。

（2）有氧运动间隔不应该超过两天　对于2型糖尿病患者，有氧运动间隔不应该超过两天，以防止胰岛素作用和胰岛素敏感性过度下降。

2. 运动期血糖管理

（1）关注血糖水平　血糖水平低于3.9mmol/L是进行高强度运动的禁忌证；1型糖尿病运动前的血糖浓度应为7～10mmol/L，2型糖尿病运动前的血糖浓度应为5～13.9mmol/L。

（2）注意血糖监测　建议开始结构化运动初期可在以下时间点进行血糖监测。运动前15～30分钟；如果运动超过1小时，每30分钟测一次；运动后半小时。规律运动一段时间后，可减少血糖监测频次。

（3）注意药物与运动的相互影响　服用胰岛素促分泌剂（磺脲类和格列奈类）的患者，运动中需要关注低血糖相关症状，或在医生指导下在运动当日酌情减少用量。

（4）运动结束后可适当补充能量　可适量食用低GI的食物，如麦片、水果、干果等。

3. 并发症管理

（1）注意溃疡保护　对于伴有周围神经病变的糖尿病患者应采取正确的足部防护措施，选择合适的鞋袜。足部溃疡未愈合的患者应避免负重和水下运动。

（2）视网膜病变患者应避免高强度运动和屏气动作　患有严重非增生性和增生性糖尿病视网膜病变的人都应该避免高强度的有氧运动和抗阻运动，以及摇晃、头朝下和屏气用力等动作。

（3）关注超重和肥胖　大多数2型糖尿病和糖尿病前期患者以及1型糖尿病患者合并超重或肥胖，制定运动处方时应结合减重方案。

（4）特殊糖尿病患者需要额外评估　对合并心血管病中高危风险的高血糖症患者，在运动前应进行心血管风险评估和运动测试（如6分钟步行试验、心肺运动测试等）。根据测试结果进行相应的运动训练。

（四）高血糖症患者运动训练的禁忌证

高血糖症患者在伴有以下情况时，应遵从医生建议选择适当运动类型及强度。

1. 静息心电图有明显的缺血表现、2周内有心肌梗死或者其他急性心血管事件。
2. 不稳定型心绞痛。
3. 未控制的心律失常。
4. 重度主动脉瓣狭窄或者其他瓣膜疾病。
5. 心力衰竭失代偿。
6. 急性肺栓塞或肺梗死。
7. 急性甲状腺功能亢进。
8. 急性心肌炎或心包炎。
9. 急性血栓性静脉炎。
10. 其他妨碍安全和运动锻炼的残疾。
11. 电解质异常。
12. 梗阻性肥厚型心脏病，静息最大左心室流出道压差＞25mmHg。
13. 主动脉夹层。

三、实践训练

（一）低血糖的识别与处理要点

李某，男，70岁，12年前因口干、多饮、多尿伴体重减轻，血糖明显升高，在辖区某三甲医院诊断为2型糖尿病。一直口服二甲双胍药物进行降糖治疗。今晨，患者早6点外出运动，7点回家后出现心悸、大汗、焦虑、烦躁不安，逐渐出现意识模糊，紧急送辖区医院诊治。急查血糖为2.1mmol/L，立即遵医嘱给予50%葡萄糖40ml静脉注射，神志逐渐转清醒，1小时后复查血糖为5.1mmol/L，嘱其进食快速升糖的食物，症状缓解。

1. 如果你是接诊的辖区社区卫生服务中心医生，根据本案资料，初步判断李某是何种病症？

2. 两名同学一组，其中一名同学模拟李先生，一名同学模拟接诊医生。急诊医生对患者进行问诊，并针对此病症采取处理和预防措施。

3. 低血糖的识别与处理要点

（1）低血糖的识别　若糖尿病患者出现交感神经兴奋（如心悸、焦虑、出汗等）或中枢神经系统症状（如神志改变、认知障碍抽搐和昏迷）时应考虑低血糖的可能，及时监测血糖。

（2）低血糖的诊断标准　糖尿病患者只要血糖水平≤3.9mmol/L，即为低血糖。

（3）低血糖的处理　血糖≤3.9mmol/L即需要补充葡萄糖或含糖食物。意识清楚者给予口服15～20g糖类食品（葡萄糖为佳）；意识障碍者给予50%葡萄糖溶液20～40ml静脉注射。每15分钟监测血糖1次。如血糖仍≤3.9mmol/L，再给予15～20g葡萄糖口服或50%葡萄糖溶液20～40ml静脉注射；如血糖在3.9mmol/L以上，但距离下一次就餐时间在1小时以上，给予含淀粉或蛋白质食物；如血糖≤3.0mmol/L，继续给予50%葡萄糖溶液60ml静脉注射。如低血糖仍未纠正，给予静脉输注5%或10%葡萄糖溶液，并在监护下及时转诊。

（二）高血糖危象的识别与处理要点

1. 高血糖危象的识别　高血糖危象包括糖尿病酮症酸中毒和高血糖高渗状态。临床上糖尿病患者如出现原因不明的恶心、呕吐、腹痛、酸中毒、脱水、休克、神志改变、昏迷，尤其是呼吸有酮味（烂苹果味）、血压低而尿量多者，且血糖≥16.7mmol/L，应考虑高血糖危象。

2. 高血糖危象的诊断　若患者尿糖或酮体阳性伴血糖增高，一般在16.3～33.3mmol/L，血pH和（或）二氧化碳结合力降低，无论有无糖尿病病史，都可诊断为糖尿病酮症酸中毒。高血糖高渗状态实验室诊断参考标准：若患者血糖≥33.3mmol/L；有效血浆渗透压≥320mmol/L，血清碳酸氢根≥18mmol/L或动脉血pH≥7.30mmol/L；尿糖呈强阳性，而尿酮阴性或为弱阳性。

3. 高血糖危象的处理　若2型糖尿病患者出现高血糖危象，应立即转诊。转诊前推荐建立静脉通道，给予静脉输注生理氯化钠补液治疗。

（三）实践训练

患者，男，57岁，身高1.77m，体重89kg，体检发现空腹血糖6.5mmol/L，糖化血红蛋白6.3%，无任何糖尿病的临床表现，无吸烟和酗酒的嗜好。母患有糖尿病。因血糖高于正常值而来院就诊。

1. 这位患者是否属于2型糖尿病的高危患者？

2. 如何确定该患者的糖代谢状态？

3. 如果该患者诊断为糖尿病前期，如何进行健康指导？

4. 如果该患者诊断为糖尿病，如何进行健康指导和相应并发症的筛查？

第三节　肺结核患者健康管理服务技术

PPT

肺结核是由结核分枝杆菌复合群侵入肺部引起的感染性疾病，是结核病的主要类型，约占全部结核病的85%。肺结核在人群中普遍易感，结核病患者导致肺结核传播的主要因素。肺结核严重危害我国居民健康，已成为我国的一个重要的公共卫生问题。开展肺结核患者的健康管理服务工作，既可以保证肺结核患者有效治愈、恢复健康，又可减少结核病在人群中的传播。

肺结核可防可治，只要坚持规范治疗，绝大多数肺结核患者可以治愈。自行停药、间断服药或减少药品种类和剂量，不但容易导致治疗失败，还可能引起结核菌耐药。耐药结核病患者治疗时间更长、治疗费用更高，而且治愈率较低。肺结核患者在治疗期间应尽量避免去公共场所，必须外出时须佩戴医用外科口罩。做到不随地吐痰，咳嗽或打喷嚏时使用纸巾、手帕遮挡口鼻，可减少结核菌的传播。家庭中有传染性肺结核患者时应采取防护措施，避免传染家人。与肺结核患者接触或出入结核病诊疗机构时，建议佩戴医用外科口罩。

一、肺结核患者健康管理服务规范

（一）肺结核患者健康管理的服务对象

辖区内确诊的常住肺结核患者。

（二）肺结核患者健康管理服务内容

1. 筛查及推介转诊　对辖区内前来就诊的居民或患者，如发现有慢性咳嗽、咳痰≥2周，咯血、血痰，或发热、盗汗、胸痛或不明原因消瘦等肺结核可疑症状者，在鉴别诊断的基础上，填写“双向转诊单”。推荐其到结核病定点医疗机构进行结核病检查。1周内进行电话随访，了解是否前去就诊，督促其及时就医。加强肺结核密切接触者筛查，各地要落实密切接触者筛查，切实减少二代患者，降低传染风险。基层医疗卫生机构要根据上级专业机构密切接触者筛查通知要求，询问肺结核患者密切接触者的基本信息，及时登记填报相关信息。对可疑的密切接触者，应及时筛查和推介转诊。

2. 第一次入户随访　乡镇卫生院、村卫生室、社区卫生服务中心（站）接到上级专业机构管理肺结核患者的通知单后，要在72小时内访视患者，具体内容如下。

（1）确定督导人员，督导人员优先为医务人员，也可为患者家属。若选择家属，则必须对家属进行培训。同时与患者确定服药地点和服药时间。按照化疗方案，告知督导人员患者的“肺结核患者治疗记录卡”或“耐多药肺结核患者服药卡”的填写方法、取药的时间和地点，提醒患者按时取药和复诊。

（2）对患者的居住环境进行评估，告诉患者及家属做好防护工作，防止传染。

（3）对患者及家属进行结核病防治知识宣传教育。

（4）告诉患者出现病情加重、严重不良反应、并发症等异常情况时，要及时就诊。若72小时内2次访视均未见到患者，则将访视结果向上级专业机构报告。

3. 督导服药和随访管理

（1）督导服药　①医务人员督导：患者服药日，医务人员对患者进行直接面视下督导服药。②家庭成员督导：患者每次服药要在家属的面视下进行。

（2）随访评估　对于由医务人员督导的患者，医务人员至少每月记录1次对患者的随访评估结果；对于由家庭成员督导的患者，基层医疗卫生机构要在患者的强化期或注射期内每10天随访1次，继续期或非注射期内每1个月随访1次。①评估是否存在危急情况，如有则紧急转诊，2周内主动随访转诊情况。②对无需紧急转诊的，了解患者服药情况（包括服药是否规律，是否有不良反应），询问上次随访至此次随访期间的症状。询问其他疾病状况、用药史和生活方式。

（3）分类干预　①对于能够按时服药，无不良反应的患者，则继续督导服药，并预约下一次随访时间。②患者未按定点医疗机构的医嘱服药，要查明原因。若是不良反应引起的，则转诊；若其他原因，则要对患者强化健康教育。若患者漏服药次数超过1周及以上，要及时向上级专业机构进行报告。③对出现药物不良反应、并发症的患者，要立即转诊，2周内随访。④提醒并督促患者按时到定点医疗机构进行复诊。

4. 结案评估　当患者停止抗结核治疗后，要对其进行结案评估，包括：记录患者停止治疗的时间及原因；对其全程服药管理情况进行评估；收集和上报患者的“肺结核患者治疗记录卡”或“耐多药肺结核患者服药卡”。同时将患者转诊至结核病定点医疗机构进行治疗转归评估，2周内进行电话随访，了解是否前去就诊及确诊结果。

（三）肺结核患者健康管理服务流程

对辖区前来就诊的居民或患者进行筛查，如发现慢性咳嗽、咳痰≥2周，咯血、发热、盗汗、胸痛或不明原因消瘦≥2周的患者推介转诊至结核病定点医疗机构进行结核病检查。肺结核患者筛查与推介转诊流程如图4-5所示。

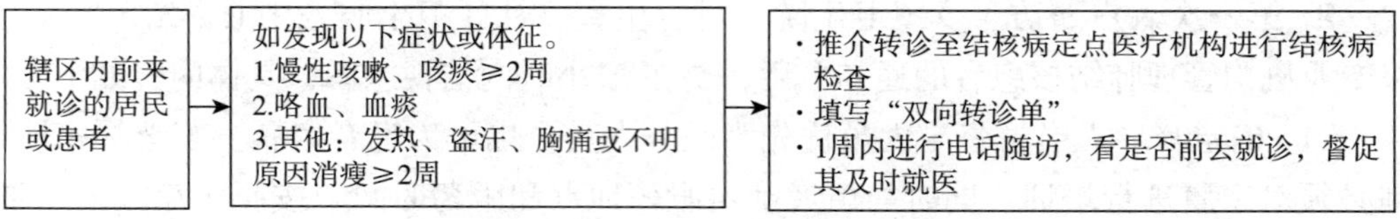

图 4-5 肺结核患者筛查与推介转诊流程图

在接到上级专业机构管理肺结核患者的通知后，对结核病患者进行第一次入户随访。肺结核患者第一次入户随访流程如图4-6所示。

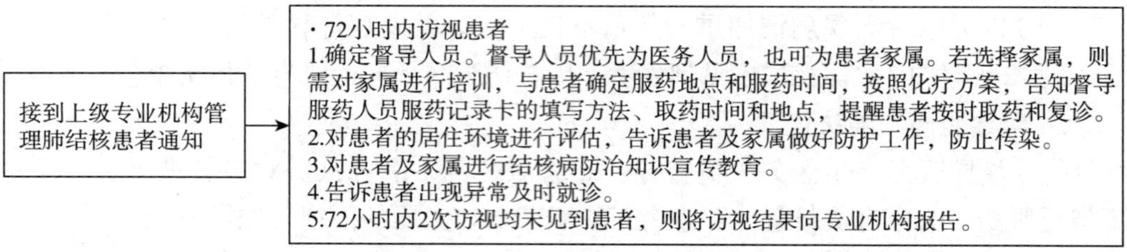

图 4-6 肺结核患者第一次入户随访流程图

检查患者是否有紧急情况、有无不能处理的危险疾病或其他疾病，根据评估结果进行分类干预。肺结核患者督导服药与随访管理流程如图4-7所示。

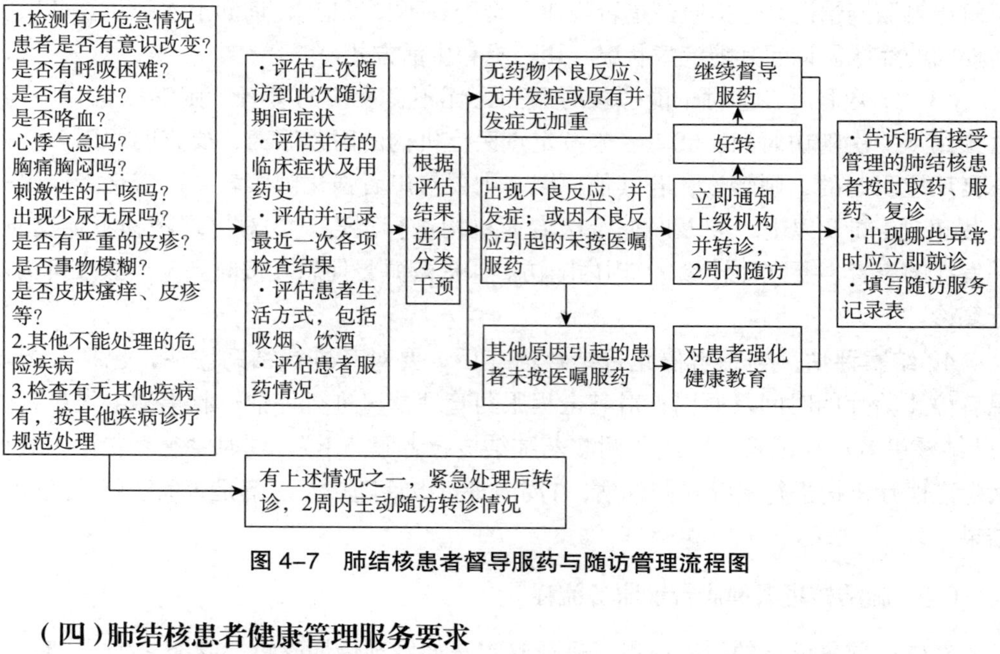

图 4-7 肺结核患者督导服药与随访管理流程图

（四）肺结核患者健康管理服务要求

1. 在农村地区，主要由村医开展肺结核患者的健康管理服务。

2. 肺结核患者健康管理医务人员需接受上级专业机构的培训和技术指导。

3. 患者服药后，督导人员按上级专业机构的要求，在患者服完药后在“肺结核患者治疗记录卡”/“耐多药肺结核患者服药卡”中记录服药情况。患者完成疗程后，要将“肺结核患者治疗记录卡”/“耐多药肺结核患者服药卡”交上级专业机构留存。

4. 提供服务后及时将相关信息记入“肺结核患者随访服务记录表”，每月记入1次，存入患者的健康档案，并将该信息与上级专业机构共享。

5. 管理期间如发现患者从本辖区居住地迁出，要及时向上级专业机构报告。

（五）肺结核患者健康管理工作指标

1. 肺结核患者管理率=已管理的肺结核患者人数/辖区同期内经上级定点医疗机构确诊并通知基层医疗卫生机构管理的肺结核患者人数×100%。

2. 肺结核患者规则服药率=按照要求规则服药的肺结核患者人数/同期辖区内已完成治疗的肺结核患者人数×100%。

规则服药：在整个疗程中，患者在规定的服药时间实际服药次数占应服药次数的90%以上。

（六）肺结核患者随访服务记录表

1. 肺结核患者第一次入户随访记录见表4-4。

2. 肺结核患者随访服务记录见表4-5。

表4-4　肺结核患者第一次入户随访记录表

姓名：　　　　　　　　　　　　　　　　　　　　　　　　编号□□□-□□□□□

随访时间		年　月　日
随访方式		1.门诊　2.家庭　□
患者类型		1.初治　2.复治　□
痰菌情况		1.阳性　2.阴性　3.未查痰　□
耐药情况		1.耐药　2.非耐药　3.未检测　□
症状及体征： 0.没有症状　1.咳嗽咳痰 2.低热盗汗　3.咯血或血痰 4.胸痛消瘦　5.恶心食欲缺乏 6.头痛失眠　7.视物模糊 8.皮肤瘙痒、皮疹 9.耳鸣、听力下降		□/□/□/□/□/□/□ 其他：
用药	化疗方案	
	用　法	1.每日　2.间歇　□
	药品剂型	1. 固定剂量复合制剂 □　2.散装药 □ 3.板式组合药 □　4. 注射剂 □
督导人员选择		1.医生　2.家属　3.自服药　4.其他　□

续表

家庭居住环境评估	单独的居室	1.有　　2.无　　□
	通风情况	1.良好　　2.一般　　3.差　　□
生活方式评估	吸　烟	/　　支/天
	饮　酒	/　　两/天
健康教育及培训	取药地点、时间	地点： 时间：　　年　　月　　日
	服药记录卡的填写	1.掌握　　2.未掌握　　□
	服药方法及药品存放	1.掌握　　2.未掌握　　□
	肺结核治疗疗程	1.掌握　　2.未掌握　　□
	不规律服药危害	1.掌握　　2.未掌握　　□
	服药后不良反应及处理	1.掌握　　2.未掌握　　□
	治疗期间复诊查痰	1.掌握　　2.未掌握　　□
	外出期间如何坚持服药	1.掌握　　2.未掌握　　□
	生活习惯及注意事项	1.掌握　　2.未掌握　　□
	密切接触者检查	1.掌握　　2.未掌握　　□
下次随访时间		年　　月　　日
评估医生签名		

填表说明：

1. 本表为医生在首次入户访视结核病患者时填写。同时查看患者的“肺结核患者治疗记录卡”、耐多药患者查看“耐多药肺结核患者服药卡”。

2. 患者类型、痰菌、耐药情况和用药的信息，均在患者的“肺结核患者治疗记录卡”、耐多药患者查看“耐多药肺结核患者服药卡”中获得。

3. 督导人员选择：根据患者的情况，与其协商确定督导人员。

4. 家庭居住环境评估：入户后，了解患者的居所情况并记录。

5. 生活方式评估：在询问患者生活方式时，同时对患者进行生活方式指导，与患者共同制定下次随访目标。

吸烟：斜线前填写目前吸烟量，不吸烟填“0”，吸烟者写出每天的吸烟量“××支/天”斜线后填写吸烟者下次随访目标吸烟量“××支/天”

饮酒情况：“从不饮酒者”不必填写其他有关饮酒情况项目。“日饮酒量”应折合相当于白酒“××两”（啤酒/10=白酒量，红酒/4=白酒量，黄酒/5=白酒量）。

6. 健康教育及培训的主要内容

（1）肺结核治疗疗程　只要配合医生、遵从医嘱，严格坚持规律服药，绝大多数肺结核是可以彻底治愈的。服用抗结核药物1个月以后，传染性一般就会消失。一般情况下，初治肺结核患者的治疗疗程为6个月，复治肺结核患者为8个月，耐多药肺结核患者24个月。

（2）不规律服药危害　如果不遵从医嘱，不按时服药，不完成全疗程治疗，就会导致初次治疗失败，严重者会发展为耐多药结核病。治疗疗程明显延长，治愈率也会大大降低，甚至终生不愈。治疗费用也会大幅度增加。如果传染给其他人，被传染者一旦发病也是耐药结核病。

（3）服药方法及药品存放　抗结核药物宜采用空腹顿服的服药方式，一日的药量要在同一时间一次服用。应放在阴凉干燥、孩子接触不到的地方。夏天宜放在冰箱的冷藏室。

（4）服药后不良反应及处理　常见的不良反应有胃肠道不舒服、恶心、皮肤瘙痒、关节痛、手脚麻木等，严重者可能会呕吐、视物不清、皮疹、听力下降等；当出现上述任何情况时，应及时和医生联系，不要自行停药或更改治疗方案。服用利福平后出现尿液变红、红色眼泪现象为正常现象，不必担心。为及时发现并干预不良反应，每月应到定点医疗机构进行血常规、肝肾功能复查。

（5）治疗期间复诊查痰　查痰的目的是让医生及时了解患者的治疗状况、是否有效，是否需要调整治疗方案。初治肺结核患者应在治疗满2、5、6月时、复治肺结核患者在治疗满2、5、8月时、耐多药肺结核患者注射期每个月、非注射期每两个月均需复查痰涂片和培养。正确的留痰方法是：深呼吸2～3次，用力从肺部深处咳出痰液，将咳出的痰液留置在痰盒中，并拧紧痰盒盖。复查的肺结核患者应收集两个痰标本（夜间痰、清晨痰）。夜间痰：送痰前一日，患者晚间咳出的痰液。清晨痰：患者晨起立即用清水漱口后，留存咳出的第2口、第3口痰液。如果患者在留痰前吃过东西，则应先用清水漱口，再留存咳出的第2口、第3口痰液；装有义齿的患者在留取痰标本前应先将义齿取出。唾液或口水为不合格标本。

（6）外出期间如何坚持服药　如果患者需要短时间的外出，应告知医生，并带够足量的药品继续按时服药，同时要注意将药品低温、避光保存；如果改变居住地，应及时告知医生，以便能够延续治疗。

（7）生活习惯及注意事项　患者应注意保持良好的卫生习惯。避免将疾病传染他人，最好住在单独的光线充足的房间，经常开窗通风。不能随地吐痰，也不要下咽，应把痰吐在纸中包好后焚烧，或吐在有消毒液的痰盂中；不要对着他人大声说话、咳嗽或打喷嚏；传染期内应尽量少去公共场所，如需外出应佩戴口罩。

吸烟会加重咳嗽、咳痰、咯血等症状，大量咯血可危及生命。另抗结核药物大部分经肝脏代谢，并且对肝脏有不同程度的损害，饮酒会加重对肝脏的损害，降低药物疗效，因此在治疗期间应严格戒烟、禁酒。要注意休息，避免重体力活动，加强营养，多吃奶类、蛋类、瘦肉等高蛋白食物，还应多吃绿叶蔬菜、水果以及杂粮等富含维生素和无机盐的食品，避免吃过于刺激的食物。

（8）密切接触者检查　建议患者的家人、同班、同宿舍同学、同办公室同事或经常接触的好友等密切接触者，及时到定点医疗机构进行结核菌感染和肺结核筛查。

7. 下次随访时间：确定下次随访日期，并告知患者。

8. 评估医生签名：随访完毕，核查无误后随访医生签署其姓名。

表4-5　肺结核患者随访服务记录表

姓名：　　　　　　　　　　　　　　　　　　　　　　　　　　编号 □□□-□□□□□

随访时间	年　月　日	年　月　日	年　月　日	年　月　日
治疗月序	第　月	第　月	第　月	第　月
督导人员	1.医生　2.家属 3.自服药　4.其他 □	1.医生　2.家属 3.自服药　4.其他 □	1.医生　2.家属 3.自服药　4.其他 □	1.医生　2.家属 3.自服药　4.其他 □
随访方式	1.门诊　2.家庭 3.电话　□	1.门诊　2.家庭 3.电话　□	1.门诊　2.家庭 3.电话　□	1.门诊　2.家庭 3.电话　□
症状及体征 0.没有症状 1.咳嗽咳痰 2.低热盗汗 3.咯血或血痰 4.胸痛消瘦 5.恶心食欲缺乏 6.关节疼痛 7.头痛失眠 8.视物模糊 9.皮肤瘙痒、皮疹 10.耳鸣、听力下降	□/□/□/□/ □/□/□ 其他	□/□/□/□/ □/□/□ 其他	□/□/□/□/ □/□/□ 其他	□/□/□/□/ □/□/□ 其他

续表

<table>
<tr><td rowspan="2">生活方式指导</td><td>吸烟</td><td>/　支/天</td><td>/　支/天</td><td>/　支/天</td><td>/　支/天</td></tr>
<tr><td>饮酒</td><td>/　两/天</td><td>/　两/天</td><td>/　两/天</td><td>/　两/天</td></tr>
<tr><td rowspan="4">用药</td><td>化疗方案</td><td></td><td></td><td></td><td></td></tr>
<tr><td>用　法</td><td>1.每日 2.间歇 □</td><td>1.每日 2.间歇 □</td><td>1.每日 2.间歇 □</td><td>1.每日 2.间歇 □</td></tr>
<tr><td>药品剂型</td><td>1.固定剂量
复合制剂 □
2.散装药 □
3.板式组合药 □
4.注射剂 □</td><td>1.固定剂量
复合制剂 □
2.散装药 □
3.板式组合药 □
4.注射剂 □</td><td>1.固定剂量
复合制剂 □
2.散装药 □
3.板式组合药 □
4.注射剂 □</td><td>1.固定剂量
复合制剂 □
2.散装药 □
3.板式组合药 □
4.注射剂 □</td></tr>
<tr><td>漏服药次数</td><td>次</td><td>次</td><td>次</td><td>次</td></tr>
<tr><td colspan="2">药物不良反应</td><td>1.无 □
2.有______</td><td>1.无 □
2.有______</td><td>1.无 □
2.有______</td><td>1.无 □
2.有______</td></tr>
<tr><td colspan="2">并发症</td><td>1.无 □
2.有______</td><td>1.无 □
2.有______</td><td>1.无 □
2.有______</td><td>1.无 □
2.有______</td></tr>
<tr><td rowspan="3">转诊</td><td>科别</td><td></td><td></td><td></td><td></td></tr>
<tr><td>原因</td><td></td><td></td><td></td><td></td></tr>
<tr><td>2周内随访，随访结果</td><td></td><td></td><td></td><td></td></tr>
<tr><td colspan="2">处理意见</td><td></td><td></td><td></td><td></td></tr>
<tr><td colspan="2">下次随访时间</td><td></td><td></td><td></td><td></td></tr>
<tr><td colspan="2">随访医生签名</td><td></td><td></td><td></td><td></td></tr>
<tr><td colspan="2">停止治疗及原因</td><td colspan="4">1.出现停止治疗时间　　年　　月　　日
2.停止治疗原因：完成疗程□　死亡□　丢失□　转入耐多药治疗□</td></tr>
<tr><td colspan="2" rowspan="2">全程管理情况</td><td colspan="4">应访视患者______次，实际访视______次；
患者在疗程中，应服药______次，实际服药______次，服药率______%</td></tr>
<tr><td colspan="4">评估医生签名：</td></tr>
</table>

填表说明：

1. 本表为结核病患者在接受随访服务时由医生填写。同时查看患者的“肺结核患者治疗记录卡”、耐多药患者查看“耐多药肺结核患者服药卡”。

2. 生活方式指导：在询问患者生活方式时，同时对患者进行生活方式指导，与患者共同制定下次随访目标。

吸烟：斜线前填写目前吸烟量，不吸烟填“0”，吸烟者写出每天的吸烟量“××支/天”斜线后填写吸烟者下次随访目标吸烟量“××支/天”

饮酒情况：“从不饮酒者”不必填写其他有关饮酒情况项目。“日饮酒量”应折合相当于白酒“××两”（啤酒/10=白酒量，红酒/4=白酒量，黄酒/5=白酒量）。

3. 漏服药次数：上次随访至本次随访期间漏服药次数。

4. 药物不良反应：如果患者服用抗结核有明显的药物不良反应，具体描述何种不良反应或症状。

5. 并发症：如果患者出现了并发症，则具体记录。

6. 转诊：如果转诊要写明转诊医疗机构及科室类别，如××市人民医院结核科，并在原因一栏写明转诊原因。

7. 2周内随访，随访结果：转诊2周后，对患者进行随访，并记录随访结果。

8. 处理：根据患者服药情况，对患者督导服药进行分类干预。

9. 下次随访日期：根据患者此次随访分类，确定下次随访日期，并告知患者。

10. 评估医生签名：随访完毕，核查无误后随访医生签署其姓名。

11. 全程服药管理情况：肺结核患者治疗结案时填写。

二、实践训练

（一）实践训练内容

肺结核患者健康教育处方。

（二）实践训练要求

两名同学为一组，一名同学扮演肺结核病患者，另一名扮演辖区社区卫生服务中心预防保健科医生，并针对结核病患者开展肺结核患者健康教育，填写“肺结核患者健康教育处方”（表4-6）。

表4-6　肺结核患者健康教育处方

姓名：　　　　　　性别：　　　　　　年龄：　　　　　　诊断：
肺结核是一种由结核分枝杆菌引起的严重危害健康的慢性传染病，主要通过呼吸道传播。肺结核的主要症状有咳嗽、咳痰，还会伴有痰中带血、午后低热、夜间盗汗、体重减轻、呼吸困难等症状。出现肺结核可疑症状应及时到当地结核病定点医疗机构就诊。经全程规范治疗，绝大多数肺结核患者可以治愈。如不规范治疗，容易产生耐药结核。一旦耐药，治愈率低、治疗费用高、社会危害大。 影响肺结核发病和传播的主要因素包括：与传染性肺结核患者密切接触；出现咳嗽、咳痰2周以上等肺结核可疑症状不及时去医院检查；患了肺结核不按医嘱坚持治疗，擅自停药；吸烟；居室环境通风不良；免疫力低下（如高龄、营养不良人群，艾滋病病毒感染者，糖尿病患者等）。 采取健康生活方式，积极治疗，有助于身体康复，改善生活质量。
健康指导建议（请关注“□”中打“√”条目）
·健康生活方式 □居家治疗的肺结核患者，应当尽量与家人分室居住，保持居室通风。 □不随地吐痰，痰液吐在有消毒液（如0.5%的84消毒液）的带盖痰盂里，不方便时可将痰液吐在消毒湿纸巾或密封痰袋里，然后焚烧处理。 □咳嗽、打喷嚏时应当避让他人、掩住口鼻。 □尽量不去集市、商场、车站等人群密集的公共场所。如必须去，应当佩戴口罩。 □如家庭密切接触者出现咳嗽、咳痰2周以上等肺结核的可疑症状，应及时到医院检查。 □加强营养，多吃奶类、蛋类、瘦肉等高蛋白食物，多吃绿叶蔬菜、水果以及杂粮等食品，不吃辛辣刺激食物。 □不吸烟（吸烟者戒烟）。 □避免接触二手烟。 □不饮酒。

□有发热、胸痛、咳嗽、呼吸困难、乏力等明显症状时，不建议运动。

□经过规范治疗症状改善后，可在医生指导下进行适量运动，但以不引起劳累和不适为宜。

□生活起居规律、保证睡眠充足、避免过度劳累。

□保持心情舒畅、情绪稳定，减轻精神压力，树立治疗信心。

· 治疗与康复

□遵医嘱服药，不要自行停药或调整药物。

□出现药物不良反应，要及时和医生联系，不可自行停药或更改治疗方案。

□遵医嘱定期复查。

□遵医嘱妥善存放抗结核药物。药品放在阴凉干燥、孩子接触不到的地方。夏天宜放在冰箱的冷藏室。

□如需短时间外出，应告知医生并带够足量药品按时服用。如要改变居住地，应与医生联系办理延续治疗相关手续。

· 急症处理

□治疗期间出现病情加重，如咯血，或药物不良反应引起的严重不适，如恶心、呕吐、腹胀、腹泻、腹痛、过敏反应、视物模糊、皮肤或者巩膜黄染等症状，或出现其他严重情况，应及时到医院就诊。

其他指导建议

医生 / 指导人员签名：　　咨询电话：　　日期：　　年　月　日

肺结核患者健康教育处方使用说明

★使用对象：肺结核患者。

★使用方法：

1. 本处方不能替代医务人员开具的医疗处方，主要用于患者健康生活方式指导。

2. 医务人员应结合患者的病情、健康危险因素等提供有针对性的健康指导。

（三）实践训练

1. 患者，男，54岁，因感冒自行前往医院就医。自述干咳半月余，自行服用“感冒药”“消炎药”，具体不详，病情没有好转，近日咳嗽加重。根据该患者的临床表现，如果你是医生该如何处理？

该患者按照张医生的要求，第二天前往社区卫生服务中心进行进一步的检查。社区卫生服务中心的医生应该如何处理？

2. 某社区卫生服务中心医生7月3日收到辖区疾控中心发来的肺结核患者治疗管理通知单，辖区居民吕某已经被结核病定点医疗机构确诊为初治涂阳肺结核并开始抗结核治疗，要求落实患者的督导服药和管理工作。社区卫生服务中心医生接到通知后，如何落实该患者的管理？

7月4日，社区卫生服务中心李医生与患者所在村的村医王医生一起前往该患者家，开展第一次入户访视。第一次入户访视的内容有哪些？

7月4日未见到患者及其家属，7月6日再次上门访视，仍然未见到患者和家属，电话也联系不上。医生该如何处理？

第四节　严重精神障碍患者健康管理服务技术

PPT

精神障碍是指大脑机能活动发生紊乱，导致认知、情感、行为和意志等精神活动不同程度障碍的总称。致病因素包括以下方面：先天遗传、个性特征及体质因素、器质因素、社会性环境因素等。近年来，我国精神障碍患病率总体呈上升趋势。对严重精神障碍患者开展管理服务，采取预防为主、防治结合、重点干预、广泛覆盖的方法，提供连续性服务，帮助严重精神障碍患者及其家庭获得均等化的基本公共卫生服务。

一、严重精神障碍患者健康管理服务规范

（一）严重精神障碍患者健康管理的服务对象

辖区内常住居民中诊断明确、在家居住的严重精神障碍患者。主要包括精神分裂症、分裂情感性障碍、偏执性精神病、双相情感障碍、癫痫所致精神障碍、精神发育迟滞伴发精神障碍。

（二）严重精神障碍患者健康管理服务内容

1. 患者信息管理　在将严重精神障碍患者纳入管理时，需由家属提供或直接转自原承担治疗任务的专业医疗卫生机构的疾病诊疗相关信息，同时为患者进行一次全面评估，为其建立居民健康档案，并按照要求填写严重精神障碍患者个人信息补充表。

2. 随访评估　对应管理的严重精神障碍患者每年至少随访4次，每次随访应对患者进行危险性评估；检查患者的精神状况，包括感觉、知觉、思维、情感和意志行为、自知力等；询问和评估患者的躯体疾病、社会功能情况、用药情况及各项实验室检查结果等。其中，危险性评估分为6级。

0级：无符合以下1～5级中的任何行为。

1级：口头威胁，喊叫，但没有打砸行为。

2级：打砸行为，局限在家里，针对财物，能被劝说制止。

3级：明显打砸行为，不分场合，针对财物，不能接受劝说而停止。

4级：持续的打砸行为，不分场合，针对财物或人，不能接受劝说而停止（包括自伤、自杀）。

5级：持械针对人的任何暴力行为，或者纵火、爆炸等行为，无论在家里还是公共场合。

3. 分类干预 根据患者的危险性评估分级、社会功能状况、精神症状评估、自知力判断，以及患者是否存在药物不良反应或躯体疾病情况对患者进行分类干预。

（1）病情不稳定患者 若危险性为3～5级或精神症状明显、自知力缺乏、有严重药物不良反应或严重躯体疾病，对症处理后立即转诊到上级医院。必要时报告当地公安部门，2周内了解其治疗情况。对于未能住院或转诊的患者，联系精神专科医师进行相应处置，并在居委会人员、民警的共同协助下，2周内随访。

（2）病情基本稳定患者 若危险性为1～2级，或精神症状、自知力、社会功能状况至少有一方面较差，首先应判断是病情波动或药物疗效不佳，还是伴有药物不良反应或躯体症状恶化，分别采取在规定剂量范围内调整现用药物剂量和查找原因对症治疗的措施，2周时随访，若处理后病情趋于稳定者，可维持目前治疗方案，3个月时随访；未达到稳定者，应请精神专科医师进行技术指导，1个月时随访。

（3）病情稳定患者 若危险性为0级，且精神症状基本消失，自知力基本恢复，社会功能处于一般或良好，无严重药物不良反应，躯体疾病稳定，无其他异常，继续执行上级医院制定的治疗方案，3个月时随访。

（4）每次随访根据患者病情的控制情况，对患者及其家属进行有针对性的健康教育和生活技能训练等方面的康复指导，对家属提供心理支持和帮助。

4. 健康体检 在患者病情许可的情况下，征得监护人与（或）患者本人同意后，每年进行1次健康检查，可与随访相结合。内容包括一般体格检查、血压、体重、血常规（含白细胞分类）、氨基转移酶、血糖、心电图。

（三）严重精神障碍患者健康管理服务流程

严重精神障碍患者健康管理服务流程如图4-8所示。

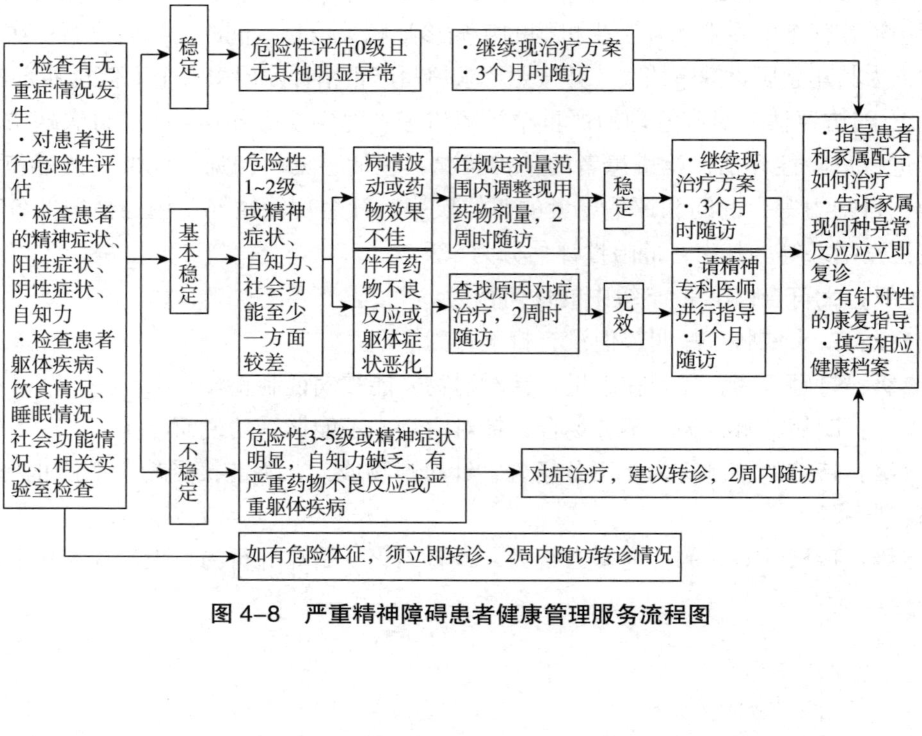

图4-8 严重精神障碍患者健康管理服务流程图

（四）严重精神障碍患者健康管理服务要求

1. 配备接受过严重精神障碍管理培训的专（兼）职人员，开展本规范规定的健康管理工作。

2. 与相关部门加强联系，及时为辖区内新发现的严重精神障碍患者建立健康档案并根据情况及时更新。

3. 随访包括预约患者到门诊就诊、电话追踪和家庭访视等方式。

4. 加强宣传，鼓励和帮助患者进行社会功能康复训练，指导患者参与社会活动，接受职业训练。

（五）工作指标

1. 严重精神障碍患者管理率=所有登记在册的确诊严重精神障碍患者数/（辖区内15岁及以上人口总数×严重精神障碍患病率）×100%。

2. 严重精神障碍患者规范管理率=年内辖区内按照规范要求进行管理的严重精神障碍患者人数/年内辖区内登记在册的确诊严重精神障碍患者人数×100%。

3. 严重精神障碍患者稳定率=最近一次随访时分类为病情稳定（含稳定和基本稳定）的患者数/所有登记在册的确诊严重精神障碍患者数×100%。

（六）严重精神障碍患者个人信息补充表和严重精神障碍患者随访服务记录表

严重精神障碍患者个人信息补充表见表4-7，严重精神障碍患者随访服务记录表4-8。

表4-7 严重精神障碍患者个人信息补充表

姓名： 编号□□□-□□□□□

监护人姓名		与患者关系	
监护人住址		监护人电话	
辖区村（居）委会联系人、电话			
户别	1.城镇 2.农村 □		
就业情况	1.在岗工人 2.在岗管理者 3.农民 4.下岗或无业 5.在校学生 6.退休 7.专业技术人员 8.其他 9.不详 □		
知情同意	1.同意参加管理 0.不同意参加管理 签字：________ 签字时间____年___月___日 □		
初次发病时间	____年___月___日		
既往主要症状	1.幻觉 2.交流困难 3.猜疑 4.喜怒无常 5.行为怪异 6.兴奋话多 7.伤人毁物 8.悲观厌世 9.无故外走 10.自语自笑 11.孤僻懒散 12.其他________ □/□/□/□/□/□/□/□/□/□/□/□		

续表

<table>
<tr><td colspan="2">既往关锁情况</td><td colspan="3">1.无关锁　2.关锁　3.关锁已解除　□</td></tr>
<tr><td rowspan="2">既往治疗情况</td><td>门诊</td><td colspan="3">1.未治　2.间断门诊治疗　3.连续门诊治疗　□
首次抗精神病药治疗时间______年___月___日</td></tr>
<tr><td>住院</td><td colspan="3">曾住精神专科医院/综合医院精神专科_____次</td></tr>
<tr><td colspan="2">目前诊断情况</td><td colspan="3">诊断______________　确诊医院____________　确诊日期____________</td></tr>
<tr><td colspan="2">最近一次治疗效果</td><td colspan="3">1.临床痊愈　2.好转　3.无变化　4.加重　□</td></tr>
<tr><td colspan="2">危险行为</td><td colspan="3">1.轻度滋事___次　2.肇事______次
3.肇祸______次　4.其他危害行为____次
5.自伤______次　6.自杀未遂______次
7.无
□/□/□/□/□/□/□</td></tr>
<tr><td colspan="2">经济状况</td><td colspan="3">1.贫困，在当地贫困线标准以下　2.非贫困　□</td></tr>
<tr><td colspan="2">专科医生的意见
（如果有请记录）</td><td colspan="3"></td></tr>
<tr><td colspan="2">填表日期</td><td>年　月　日</td><td>医生签字</td><td></td></tr>
</table>

填表说明：

1. 对于严重精神障碍患者，在建立居民健康档案时，除填写个人基本信息表外，还应填写此表。在随访中发现个人信息有所变更时，要及时变更。

2. 监护人姓名：法律规定的、目前行使监护职责的人。

3. 监护人住址及监护人电话：填写患者监护人目前的居住地址及可以随时联系的电话。

4. 初次发病时间：患者首次出现精神症状的时间，尽可能精确，可只填写到年份。

5. 既往主要症状：根据患者从第一次发病到填写此表之时的情况，填写患者曾出现过的主要症状。

6. 既往关锁情况：关锁指出于非医疗目的，使用某种工具（如绳索、铁链、铁笼等）限制患者的行动自由。

7. 既往治疗情况：根据患者接受的门诊和住院治疗情况填写。首次抗精神病药治疗时间，尽可能精确，可只填写到年份。若未住过精神专科医院或综合医院精神科，填写“0”，住过院的填写次数。

8. 目前诊断情况：填写患者目前所患精神疾病的诊断名称，并填写确诊医院名称和日期。

9. 临床痊愈：精神症状消失，自知力恢复。

10. 危险行为：根据患者从第一次发病到填写此表之时的情况，若未发生过，填写“0”；若发生过，填写相应的次数。

轻度滋事：是指公安机关出警但仅做一般教育等处理的案情，例如患者打、骂他人或者扰乱秩序，但没有造成生命财产损害的，属于此类。

肇事：是指患者的行为触犯了我国《治安管理处罚法》但未触犯《刑法》，例如患者有行凶伤人毁物等，但未导致被害人轻、重伤的。

肇祸：是指患者的行为触犯了《刑法》，属于犯罪行为的。

11. 经济状况：指患者经济状况。贫困指低保户。

12. 专科医生意见：是指建档时由家属提供或患者原治疗医疗机构提供的精神专科医生的意见。如没有相关信息则填写“不详”。

表4-8　严重精神障碍患者随访服务记录表

姓名:　　　　　　　　　　　　　　　　　　　　　　　　编号□□□-□□□□□

随访日期	年　　月　　日			
本次随访形式	1.门诊　2.家庭访视　3.电话			□
若失访，原因	1.外出打工　2.迁居他处　3.走失　4.连续3次未到访　5.其他			□
如死亡，日期和原因	死亡日期	年　　月　　日		
	死亡原因	1.躯体疾病 ①传染病和寄生虫病　②肿瘤　③心脏病　④脑血管病 ⑤呼吸系统疾病　⑥消化系统疾病　⑦其他疾病　⑧不详 2.自杀　3.他杀　4.意外　5.精神疾病相关并发症　6.其他		□ □
危险性评估	0.（0级）　1.（1级）　2.（2级）　3.（3级）　4.（4级）　5.（5级）			□
目前症状	1.幻觉　2.交流困难　3.猜疑　4.喜怒无常　5.行为怪异　6.兴奋话多　7.伤人毁物 8.悲观厌世　9.无故外走　10.自语自笑　11.孤僻懒散　12.其他＿＿＿＿＿＿			□/□/□/□/□/□/□/□/□/□/□/□
自知力	1.自知力完全　2.自知力不全　3.自知力缺失			□
睡眠情况	1.良好　2.一般　3.较差			□
饮食情况	1.良好　2.一般　3.较差			□
社会功能情况	个人生活料理	1.良好　2.一般　3.较差		□
	家务劳动	1.良好　2.一般　3.较差		□
	生产劳动及工作	1.良好　2.一般　3.较差　9.此项不适用		□
	学习能力	1.良好　2.一般　3.较差		□
	社会人际交往	1.良好　2.一般　3.较差		□
危险行为	1.轻度滋事＿＿＿次　2.肇事＿＿＿次　3.肇祸＿＿＿次 4.其他危害行为＿＿次　5.自伤＿＿＿次　6.自杀未遂＿＿次　7.无			□
两次随访期间关锁情况	1.无关锁　2.关锁　3.关锁已解除			□
两次随访期间住院情况	0.未住院　1.目前正在住院　2.曾住院，现未住院 末次出院时间＿＿＿年＿＿月＿＿日			□
实验室检查	1.无　2.有＿＿＿＿＿＿			□
用药依从性	1.按医嘱规律用药　2.间断用药　3.不用药　4.医嘱无须用药			□
药物不良反应	1.无　2.有＿＿＿＿＿＿9.此项不适用			□
治疗效果	1.痊愈　2.好转　3.无变化　4.加重　9.此项不适用			□
是否转诊	1.否　2.是 转诊原因:＿＿＿＿＿＿＿＿ 转诊至机构及科室:＿＿＿＿＿＿			□
用药情况	药物1:	用法：每日（月）　次	每次剂量　mg	
	药物2:	用法：每日（月）　次	每次剂量　mg	
	药物3:	用法：每日（月）　次	每次剂量　mg	

续表

用药指导	药物1：	用法：每日（月） 次	每次剂量 mg
	药物2：	用法：每日（月） 次	每次剂量 mg
	药物3：	用法：每日（月） 次	每次剂量 mg
康复措施	1.生活劳动能力 2.职业训练 3.学习能力 4.社会交往 5.其他______ □/□/□/□		
本次随访分类	1.不稳定 2.基本稳定 3.稳定 □		
下次随访日期	____年____月____日	随访医生签名	

填表说明：

1. 目前症状：填写从上次随访到本次随访期间发生的情况。

2. 自知力：是患者对其自身精神状态的认识能力。

（1）自知力完全：患者精神症状消失，真正认识到自己有病，能透彻认识到哪些是病态表现，并认为需要治疗。

（2）自知力不全：患者承认有病，但缺乏正确认识和分析自己病态表现的能力。

（3）自知力缺失：患者否认自己有病。

3. 危险行为：填写从上次随访到本次随访期间发生的情况。若未发生过，填写“0”；若发生过，填写相应的次数。

4. 实验室检查：记录从上次随访到此次随访期间的实验室检查结果，包括在上级医院或其他医院的检查。

5. 用药依从性：“规律”为按医嘱用药，“间断”为未按医嘱用药，用药频次或数量不足；“不用药”即为医生开了处方，但患者未使用此药；“医嘱勿需用药”为医生认为不需要用药。

6. 药物不良反应：如果患者服用的药物有明显的药物不良反应，应具体描述哪种药物，以及何种不良反应。

7. 本次随访分类：根据从上次随访到此次随访期间患者的总体情况进行选择。

8. 是否转诊：根据患者此次随访的情况，确定是否要转诊，若给出患者转诊建议，填写转诊医院的具体名称。

9. 用药情况：填写患者实际使用的抗精神病药物名称、用法和用量。

10. 用药指导：根据患者的总体情况，填写医生开具的患者需要使用的抗精神病药物名称、用法和用量。

11. 康复措施：根据患者此次随访的情况，给出应采取的康复措施，可以多选。

12. 下次随访日期：根据患者的情况确定下次随访时间，并告知患者和家属。

二、实践训练

（一）严重精神障碍患者拒绝随访的处置措施

王某，女，44岁，小学文化，已婚，3个月前因疑心邻居在背后议论她，甚至下毒害她，到邻居家中吵闹、打砸邻居家中物品而住院治疗，诊断为“精神分裂症”。患者于一周前“好转”出院，服药为氯氮平每日200mg。因符合严重精神障碍患者发病报告，医生填写了“严重精神障碍患者发病报告卡”，虽经主管医生介绍，家人仍不同意参加社区管理。社区精防医生2天前通过信息系统接收到患者“严重精神障碍患者出院信息单”，与其联系管理随访事宜，患者和丈夫十分反感，推三阻四，不愿与精防医生见面。患者与丈夫一起居住，2个儿子均在外地。如果你是社区卫生服务中心的精防医生，应该怎么应对?

患者及家属同意一起到社区卫生服务中心见面，但见面后拒不承认患有“精神分裂症”，称只是睡眠不好，医院弄错了，不需要社区对其进行建档随访管理。如果患者对自己的诊断有异议，你作为精防医生，应该怎么处理?

社区精防医生向患者及家属告知相关处理流程后，家属表示放弃再次诊断，承认“精神分裂症”诊断。但患者称要到外地儿子那里去居住一段时间，让社区不用随访她。遇到辖区管理对象要外出居住，又该如何处理?

（二）严重精神障碍患者有危害他人安全行为的处置措施

孙某，女，43岁，已婚，某镇居民，无子女，与丈夫一起生活，无业，有残疾证，精神分裂症病史16年，平时规律服用氯氮平200mg/d，社区在管5年。一个月前患者家所养的宠物狗患重病，患者认为是邻居害的。患者今日突然闯入邻居家中，称有人告诉她是邻居给狗下了毒，兴奋中砸坏邻居家茶壶，追打邻居，坚持让邻居解释清楚。邻居边喊患者丈夫，边拨打110求助，患者丈夫赶到后立即拨打精防医生电话求助。如果你是社区精防医生，你该如何处理?

警察、精防医生均赶到现场，按规范流程完成了应急处置，要求家属一起随警察送患者到精神专科医院办理住院手续。家属称家庭经济困难，没钱办理住院手续，不愿随同前往精神专科医院。如遇到这种情况，该如何处理?患者住院后，要做哪些后续工作?后续如何随访?

第五节　慢性阻塞性肺疾病患者健康管理服务技术

PPT

慢性阻塞性肺疾病（COPD）简称为慢阻肺，是一种临床中较为常见的肺部疾病。慢性阻塞性肺疾病的主要特征是气流受限以及呼吸困难，是我国仅次于高血压、糖尿病的第三大常见慢性病。流行病学调查显示，我国40岁以上人群慢性阻塞性肺疾病患病率达13.7%，具有高患病率、高死亡率、高疾病负担的“三高”特点。但防治过程中，这个病又面临“三低”困难：公众知晓率低、肺功能检测率低、基层规范治疗率低。

20世纪90年代中期，国际和国内学界在对慢性支气管炎、肺气肿的防治研究中发现，气流受限或是两者重要的病理生理特征，逐步形成慢性阻塞性肺疾病的概念。实际上，若对慢性阻塞性肺疾病不加干预，任由其肆意发展，最终就会进展至肺源性心脏病。此后，我国的防治研究工作也从肺源性心脏病转向慢性阻塞性肺疾病，从以诊断研究为主转向以预防、治疗研究为主，力求实现疾病防治关口前移。其间，伴随控烟行动，持续推进，肺源性心脏病住院病死率显著下降。2024年9月国家卫生健康委印发《慢性阻塞性肺疾病患者健康服务规范（试行）》，明确了慢阻肺病患者健康服务的服务内容、服务要求、评价指标等。

一、慢性阻塞性肺疾病患者健康管理服务规范

（一）慢性阻塞性肺疾病患者健康管理的服务对象

辖区内35岁及以上常住居民中慢性阻塞性肺疾病（以下简称慢阻肺病）患者。

（二）慢性阻塞性肺疾病患者健康管理服务内容

1.建档 对辖区内慢阻肺病患者，已经有健康档案的，增加慢阻肺病随访服务相关内容；尚未建立健康档案的，应建立健康档案并记录慢阻肺病随访服务相关内容。

2.首次随访 确诊为慢阻肺病的服务对象，进行首次随访时，需记录其吸烟史、用药情况、肺功能指标；若其近一年无肺功能检查结果，建议其在有条件的医疗机构进行肺功能检测，登记肺功能相关指标。首次随访应通过门诊或入户随访完成。

3.随访评估和分类干预 对于确诊慢阻肺病的患者，每年至少提供4次随访，了解患者症状、用药情况和是否有急性加重情况等，相关信息应及时录入《慢性阻塞性肺疾病患者随访服务记录表》，具体随访内容如下。

（1）随访患者是否有呼吸困难加重、喘息、胸闷、咳嗽加剧、痰量增加、痰液颜色和（或）黏度改变、发热，或出现全身不适、失眠、嗜睡、疲乏、抑郁、意识不清等症状，或出现口唇发绀、外周水肿体征，或出现严重并发症如心律失常、心力衰竭等，对有急性加重症状的患者及时转诊到上级医院进一步诊治。对于转诊者，乡镇卫生院、村卫生室、社区卫生服务中心（站）应在2周内主动随访转诊情况。

（2）若不需转诊，询问上次随访到此次随访期间患者慢性咳嗽、咳痰、呼吸困难、喘息或胸闷等呼吸系统症状发作及控制情况。

（3）随访患者用药情况，评价患者用药依从性，指导患者正确使用吸入药物装置。

（4）随访患者危险因素暴露情况。对于吸烟者要教育、督促戒烟。对于居住环境中使用生物燃料者，劝说其加强通风、改用清洁能源。对于仍有粉尘职业接触者，劝说其加强职业防护。

（5）随访了解患者是否有慢阻肺病的并发症及共患疾病，包括心血管疾病、骨质疏松、焦虑抑郁、肺癌、感染、代谢综合征和糖尿病等。

（6）如果患者长期家庭氧疗，随访患者每天氧疗时间、吸氧流量、有无不良反应。

（7）随访时行脉搏氧饱和度（SpO_2）检查；随访患者是否每年行肺功能检测，登记

相关指标：一秒钟用力呼气容积（FEV_1）、用力肺活量（FVC）及一秒率（FEV_1/FVC）、FEV_1占预计值百比。建议慢阻肺病患者每年至少进行1次肺功能检测。

（8）随访过程中发现患者有频繁急性加重、长期 $SpO_2 < 90\%$、现有药物无法维持症状稳定、药物不良反应难以控制、新发并发症或原有并发症加重等情况，及时建议并协助患者联系上级医院进行就诊，并记录患者病情变化及治疗调整情况。

4.健康检查 对确诊的慢阻肺病患者，每年提供1次健康检查，可与随访相结合。内容包括体温、脉搏、呼吸、血压、SpO_2、身高、体重、腰围、皮肤、浅表淋巴结、心脏、肺部、腹部等常规体格检查。具备条件的基层医疗卫生机构可提供1次肺功能检测。具体内容参照《居民健康档案服务规范》健康体检表。

（三）慢性阻塞性肺疾病患者分类随访服务流程

慢性阻塞性肺疾病患者分类随访服务流程如图4-9所示。

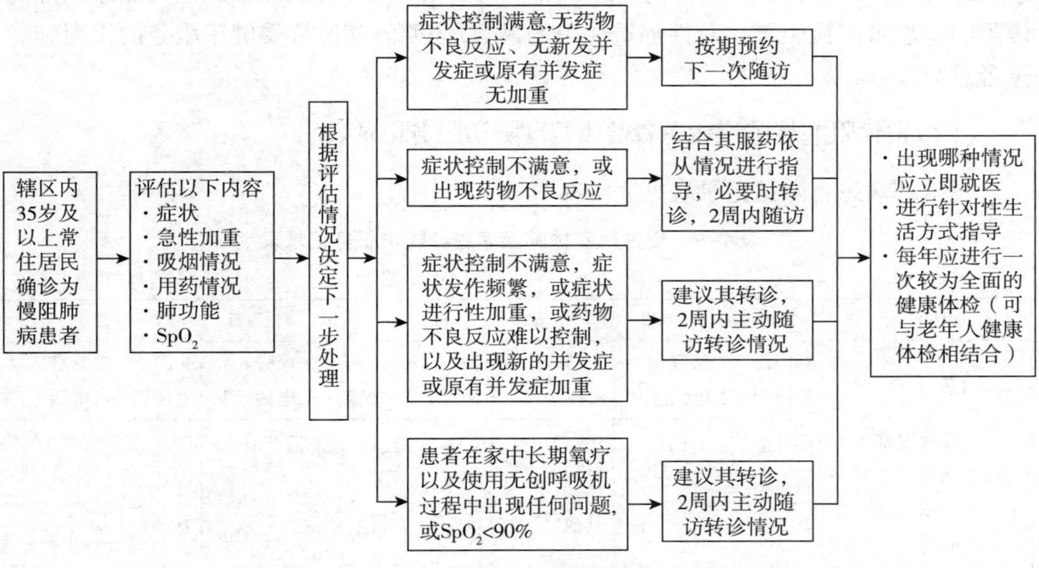

图4-9 慢性阻塞性肺疾病患者健康管理服务流程图

（四）慢性阻塞性肺疾病患者分类随访服务要求

1.慢阻肺病患者的健康服务由医生负责，应与门诊服务相结合，对未能按照健康服务要求接受随访的患者，乡镇卫生院、村卫生室、社区卫生服务中心（站）应主动与患者联系，保证健康服务的连续性。

2.随访包括预约患者到门诊就诊、电话追踪和家庭访视等方式。可以利用小程序、应用软件（APP）等互联网信息技术，实现远程健康服务。

3.各级卫生健康行政部门要统筹协调医疗卫生机构及时把重大公共卫生服务“慢性阻塞性肺疾病高危人群早期筛查与综合干预项目”、省市区县相关筛查工作发现的慢阻肺病患者以及门诊服务等途径确诊的慢阻肺病患者信息反馈至辖区的乡镇卫生院、村卫生室、社区卫生服务中心（站）进行建档登记，方便其掌握辖区内居民慢阻肺病的患病情况。

4.发挥中医药在改善临床症状、提高生活质量、防治并发症中的特色和作用，积极应用中医药方法开展慢阻肺病患者健康服务。

5.发挥膳食营养、运动等非药物措施在疾病早期的干预作用。

6.开展家庭医生签约服务，加强宣传，告知服务内容，将更多的确诊患者及时纳入服务范围。

7.每次提供服务后及时将相关信息录入患者健康档案。

（五）慢性阻塞性肺疾病患者健康管理评价指标

1.慢阻肺病患者规范健康服务率=按照规范要求进行慢阻肺病患者健康服务的人数/年内已接受健康服务的慢阻肺病患者人数×100%。

2.慢阻肺病患者服务人群重度急性加重住院率=统计时期内辖区接受健康服务的慢阻肺病患者因慢阻肺病急性加重住院的人数/同期内辖区接受健康服务的慢阻肺病患者总数×100%。

（六）慢性阻塞性肺疾病患者健康管理随访服务记录表

慢阻肺病患者随访记录表见表4-9。

表4-9　慢性阻塞性肺疾病患者随访服务记录表

姓名：　　　　　　　　　　　　　　　　　　　　　　　　　　编号□□□-□□

随访日期		年　月　日	年　月　日	年　月　日	年　月　日
随访方式		1.门诊　2.家庭 3.视频　4.电话 □	1.门诊　2.家庭 3.视频　4.电话 □	1.门诊　2.家庭 3.视频　4.电话 □	1.门诊　2.家庭 3.视频　4.电话 □
症状	1.呼吸困难 2.喘息 3.胸闷 4.咳嗽 5.咳痰 6.发热 7.全身不适、失眠、嗜睡、疲乏、抑郁、意识不清等	□/□/□/□/□/ □/□	□/□/□/□/□/ □/□	□/□/□/□/□/ □/□	□/□/□/□/□/ □/□
		其他：	其他：	其他：	其他：
体征	口唇发绀				
	外周水肿				
	呼吸频率				
	心　率				
	体质指数				
	其　他				

续表

并发症	1.心血管疾病 2.骨质疏松 3.焦虑抑郁 4.肺癌 5.感染 6.代谢综合征和糖尿病		□/□/□/□/□/□ 其他：	□/□/□/□/□/□ 其他：	□/□/□/□/□/□ 其他：	□/□/□/□/□/□ 其他：
生活方式指导	日吸烟量（支）					
	运 动		次/周 分/次 次/周 分/次	次/周 分/次 次/周 分/次	次/周 分/次 次/周 分/次	次/周 分/次 次/周 分/次
	心理调整		1.良好 2.一般 3.差 □	1.良好 2.一般 3.差 □	1.良好 2.一般 3.差 □	1.良好 2.一般 3.差 □
	遵医行为		1.良好 2.一般 3.差 □	1.良好 2.一般 3.差 □	1.良好 2.一般 3.差 □	1.良好 2.一般 3.差 □
	疫苗免疫史		是否接种以下疫苗： □无 □有 请勾选： □流感疫苗 □肺炎球菌疫苗 □新冠病毒疫苗	是否接种以下疫苗： □无 □有 请勾选： □流感疫苗 □肺炎球菌疫苗 □新冠病毒疫苗	是否接种以下疫苗： □无 □有 请勾选： □流感疫苗 □肺炎球菌疫苗 □新冠病毒疫苗	是否接种以下疫苗： □无 □有 请勾选： □流感疫苗 □肺炎球菌疫苗 □新冠病毒疫苗
辅助检查	SpO_2					
	肺通气功能（若未做可不填）	FEV_1				
		FVC				
		FEV_1/FVC				
		FEV_1占预计值百分比				
服药依从性			1.规律 2.间断 3.不服药 □	1.规律 2.间断 3.不服药 □	1.规律 2.间断 3.不服药 □	1.规律 2.间断 3.不服药 □
药物不良反应			1.无 2.有 □	1.无 2.有 □	1.无 2.有 □	1.无 2.有 □
用药情况	药物名称1					
	用法用量		每 日 次 | 每次	每 日 次 | 每次	每 日 次 | 每次	每 日 次 | 每次
	药物名称2					
	用法用量		每 日 次 | 每次	每 日 次 | 每次	每 日 次 | 每次	每 日 次 | 每次
	药物名称3					
	用法用量		每 日 次 | 每次	每 日 次 | 每次	每 日 次 | 每次	每 日 次 | 每次
	其他药物					
	用法用量		每 日 次 | 每次	每 日 次 | 每次	每 日 次 | 每次	每 日 次 | 每次

续表

其他治疗	家庭氧疗	每日 小时，氧流量 L	每日 小时，氧流量 L	每日 小时，氧流量 L	每日 小时，氧流量 L
		副作用 1.无 2.有____	副作用 1.无 2.有____	副作用 1.无 2.有____	副作用 1.无 2.有____
	无创呼吸机使用	每日 小时	每日 小时	每日 小时	每日 小时
		副作用 1.无 2.有____	副作用 1.无 2.有____	副作用 1.无 2.有____	副作用 1.无 2.有____
此次随访分类		1.控制满意 2.控制不满意 3.不良反应 4.并发症 □	1.控制满意 2.控制不满意 3.不良反应 4.并发症 □	1.控制满意 2.控制不满意 3.不良反应 4.并发症 □	1.控制满意 2.控制不满意 3.不良反应 4.并发症 □
转诊	原 因				
	机构及科别				
下次随访日期					
随访医生签名					

填表说明：

1.本表为慢阻肺病患者在接受随访服务时由医生填写。每年健康体检后填写城 乡居民健康档案服务规范的健康体检表。已建立电子健康档案的患者，其个人信息如年龄、住址以及已经接受高血压、2型糖尿病等慢性病患者健康服务的重点人群服务信息，可依托信息技术与现有基本公共卫生信息系统中的数据或随访信息表整合共享，无需重复填报。

2.症状：如有其他症状，请填写在“其他”一栏。

3.体征：外周水肿主要指球结膜水肿及双下肢水肿。体质指数=体重（kg）/身高的平方（m^2）。如有其他阳性体征，请填写在“其他”一栏。

4.并发症：如有其他并发症，请填写在“其他”一栏。

5.生活方式指导：在询问患者生活方式时，同时对患者进行生活方式指导，对吸烟者进行劝导戒烟。与患者共同制定下次随访目标。

日吸烟量：不吸烟填“0”，吸烟者写出每天的吸烟量“××支”。

运动：填写每周几次，每次多少分钟。即“××次/周，××分/次”。横线上填写目前情况，横线下填写下次随访时应达到的目标。

心理调整：根据医生印象选择对应的选项。

遵医行为：指患者是否遵照医生的指导去改善生活方式。

疫苗免疫史：指患者相应疫苗免疫史。

6.辅助检查：记录患者在上次随访到此次随访之间到各医疗机构进行的辅助检查结果。

脉搏氧饱和度（SpO_2）：每次随访需检测并记录数值。

肺通气功能检测：建议患者每年至少检测一次，记录 FEV_1 、FVC 、FEV_1/FVC、FEV_1占预计值百分比，若未检查可不填写。

7.服药依从性：“规律”为按医嘱服药，“间断”为未按医嘱服药，频次或数量不足，“不服药”即为医生开了处方，但患者未使用此药。

8.药物不良反应：如果患者使用的药物有明显的药物不良反应，具体描述哪种药物，何种不良反应。

9.用药情况：根据患者整体情况，填写在表格中，应记录患者使用的口服药、吸入药物。药物名称需注明商品名和剂量，如为吸入药物，用法用量需记录每日几次，每次几吸。

10.其他治疗：在家长期吸氧的患者，需记录每天吸氧累计多少小时，吸氧流量是多少，有无副作用。在家使用无创呼吸机辅助通气的患者，需记录每天使用呼吸机累计多少小时，有无副作用，包括机器是否报警或其他故障等。

11.此次随访分类：根据此次随访时的分类结果，由随访医生在4种分类结果中选择一项在“□”中填上相应的数字。“控制满意”意为慢阻肺病症状控制满意，无其他异常；“控制不满意”意为慢阻肺病症状控制不满意，无其他异常；“不良反应”意为存在药物不良反应或其他治疗的不良反应；“并发症”意为出现新的并发症或原有并发症出现异常。如果患者同时并存几种情况，填写最严重的一种情况。

12.转诊：如果转诊，要写明转诊的医疗机构及科室类别，如××市人民医院呼吸科，并在原因一栏写明转诊原因。

13.下次随访日期：根据患者此次随访分类，确定下次随访日期，并告知患者。

14.随访医生签名：随访完毕，核查无误后随访医生签署其姓名。

二、实践训练

患者，李大爷，72岁，患慢性阻塞性肺疾病已超过10年。自述多年吸烟史，间断戒烟。症状表现为呼吸困难、喘息严重，常因感冒等上呼吸道感染导致病情加重，甚至每年需多次入院治疗。现在身体消瘦，动辄走动几步即气喘吁吁，严重影响了日常生活质量。

1.如何将患者纳入慢性阻塞性肺疾病健康管理的对象？

2.如何评估患者的一般状况并对患者进行健康指导？

3.如果患者感冒发热来诊，该如何处理？

重点小结

本章重点介绍了高血压患者健康管理服务对象、服务流程及内容，高血压等慢性病营养和运动指导原则；2型糖尿病患者健康管理服务的对象、流程及内容；结核病患者健康管理服务对象、服务流程、内容及服务要求；严重精神障碍患者健康管理服务对象、服务流程、内容及服务要求；慢性阻塞性肺疾病患者健康管理服务对象、服务内容及服务要求。

目标检测

参考答案

一、选择题

1. 高血压患者健康管理服务的内容不包括(　　)

A. 筛查患者　　B. 随访评估

C. 对症治疗　　D. 分类干预

E. 健康体检

2. 基本公共卫生服务中，高血压患者健康管理服务对象是(　　)

A. 60岁及以上高血压患者　　B. 60岁及以上原发性高血压患者

C. 35岁及以上高血压患者　　D. 35岁及以上原发性高血压患者

E.以上均不正确

3.《国家基本公共卫生服务规范》中要求对35岁以上2型糖尿病患者每年至少进行(　)面对面随访

A. 4次　　B. 6次

C. 10次　　D.12次

E. 2次

4. 管理医生进行第一次入户随访时，在72小时内2次访视均未见到结核病患者，应如何处理(　)

A.放弃访视　　B.放弃访视并记录

C.改为电话访视　　D.将访视结果向上级专业机构报告

E.一周后进行第3次访视

5. 可疑肺结核症状包括(　)

A.咳嗽、咳痰2周　　B.咯血

C.痰中带血　　D.低热、盗汗

E.以上均正确

二、思考题

1.高血压的诊断标准是什么?

2.肺结核患者最常见的急重症有哪些?

3.严重精神障碍危险性评估等级的判断标准包括哪些内容?

4.慢性阻塞性肺疾病如何进行分类干预?

第五章　其他公共卫生服务技术

学习目标

知识目标：通过本章的学习，应能掌握中医药健康管理服务技术，卫生计生协管服务技术；熟悉中医药健康管理服务流程，卫生计生协管服务流程；了解中医药健康管理服务和卫生计生协管服务指标。

技能目标：在整体学习基础上，能运用所学知识开展中医药健康管理服务技术、卫生计生协管服务，完成工作指标。

素质目标：通过本章学习，树立应用中医药开展健康服务开展“治未病”理念，加快推进中医药健康管理服务模式，不断提升人民群众的中医养生健康素养和健康水平，助推健康中国建设。

情境导入

情境：某月某日，辖区居民李女士带着12月龄男童到社区卫生服务中心进行健康体检。

思考：1. 作为该社区卫生服务中心的儿童保健科医生，针对12月龄儿童，你会对李女士进行怎样的中医健康管理服务指导？

2. 0～36个月儿童中医药健康管理服务流程是什么？

第一节　中医药健康管理服务技术

PPT

中医药强调从整体把握人体的健康状态，注重个体化分析，突出治未病的特色，且临床疗效确切，养生保健作用突出，是我国几千年来通过实践逐步构成的独特的医学理论体系。自2013年中医药健康管理服务纳入基本公共卫生服务以来，从服务数量到服务质量有了很大提高。

一、老年人中医药健康管理服务技术

人体处于不同的年龄阶段，在结构、功能、代谢以及对外界刺激反应等方面表现出体质差异性。老年人机体生理功能衰退，随着阴阳气血、津液代谢和情志活动的变化，老年性疾病逐渐增多，平和体质相对较少，偏颇体质较多。因此，老年人

中医药健康管理服务可根据老年人的体质特点从情志调摄、饮食调养、起居调摄、运动保健和穴位保健等方面进行相应的中医药保健指导。

（一）老年人中医药健康管理服务对象

辖区内65岁及以上常住居民。

（二）老年人中医药健康管理服务内容

每年为65岁及以上老年人提供1次中医药健康管理服务，内容包括中医体质辨识和中医药保健指导。

1. 中医体质辨识 按照老年人中医药健康管理服务记录表（表5-1）33项问题采集信息，根据体质判定标准进行体质辨识（表5-2），并将辨识结果告知服务对象。

2. 中医药保健指导 根据不同体质从情志调摄、饮食调养、起居调摄、运动保健、穴位保健等方面进行相应的中医药保健指导。

（三）老年人中医药健康管理服务流程

老年人中医药健康管理服务流程如图5-1所示。

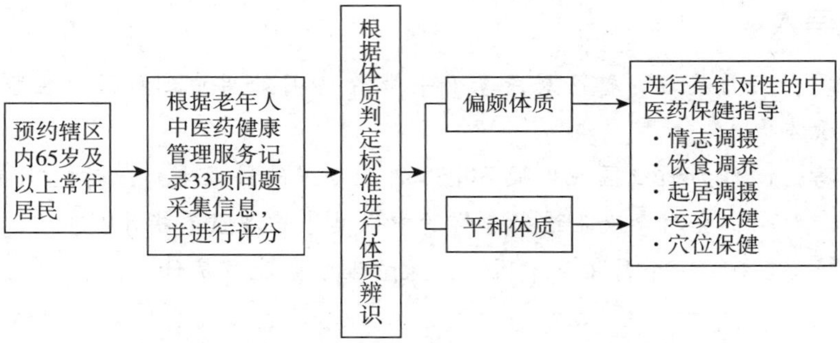

图5-1 老年人中医药健康管理服务流程图

表5-1　老年人中医药健康管理服务记录表

姓名：　　　　　　　　　　　　　　编号□□□-□□□□□

请根据近一年的体验和感觉，回答以下问题	没有（根本不/从来没有）	很少（有一点/偶尔）	有时（有些/少数时间）	经常（相当/多数时间）	总是（非常/每天）
（1）您精力充沛吗（指精神头足，乐于做事）	1	2	3	4	5
（2）您容易疲乏吗（指体力如何，是否稍微活动一下或做一点家务劳动就感到累）	1	2	3	4	5
（3）您容易气短，呼吸短促，接不上气吗	1	2	3	4	5
（4）您说话声音低弱无力吗（指说话没有力气）	1	2	3	4	5
（5）您感到闷闷不乐、情绪低沉吗（指心情不愉快，情绪低落）	1	2	3	4	5
（6）您容易精神紧张、焦虑不安吗（指遇事是否心情紧张）	1	2	3	4	5
（7）您因为生活状态改变而感到孤独、失落吗	1	2	3	4	5
（8）您容易感到害怕或受到惊吓吗	1	2	3	4	5
（9）您感到身体超重不轻松吗（感觉身体沉重）［BMI指数=体重（kg）/身高^2（m）］	1 （BMI＜24）	2 （24≤BMI＜25）	3 （25≤BMI＜26）	4 （26≤BMI＜28）	5 （BMI≥28）
（10）您眼睛干涩吗	1	2	3	4	5
（11）您手脚发凉吗（不包含因周围温度低或穿的少导致的手脚发冷）	1	2	3	4	5
（12）您胃脘部、背部或腰膝部怕冷吗（指上腹部、背部、腰部或膝关节等，有一处或多处怕冷）	1	2	3	4	5
（13）您比一般人耐受不了寒冷吗（指比别人容易害怕冬天或是夏天的冷空调、电扇等）	1	2	3	4	5
（14）您容易患感冒吗（指每年感冒的次数）	1 一年＜2次	2 一年感冒2～4次	3 一年感冒5～6次	4 一年8次以上	5 几乎每月

续表

请根据近一年的体验和感觉，回答以下问题	没有（根本不/从来没有）	很少（有一点/偶尔）	有时（有些/少数时间）	经常（相当/多数时间）	总是（非常/每天）
（15）您没有感冒时也会鼻塞、流鼻涕吗	1	2	3	4	5
（16）您有口黏口腻，或睡眠打鼾吗	1	2	3	4	5
（17）您容易过敏（对药物、食物、气味、花粉或在季节交替、气候变化时）吗	1 从来没有	2 一年1、2次	3 一年3、4次	4 一年5、6次	5 每次遇到上述原因都过敏
（18）您的皮肤容易起荨麻疹吗（包括风团、风疹块、风疙瘩）	1	2	3	4	5
（19）您的皮肤在不知不觉中会出现青紫瘀斑、皮下出血吗（指皮肤在没有外伤的情况下出现青一块紫一块的情况）	1	2	3	4	5
（20）您的皮肤一抓就红，并出现抓痕吗（指被指甲或钝物划过后皮肤的反应）	1	2	3	4	5
（21）您皮肤或口唇干吗	1	2	3	4	5
（22）您有肢体麻木或固定部位疼痛的感觉吗	1	2	3	4	5
（23）您面部或鼻部有油腻感或者油亮发光吗（指脸上或鼻子）	1	2	3	4	5
（24）您面色或目眶晦暗，或出现褐色斑块/斑点吗	1	2	3	4	5
（25）您有皮肤湿疹、疮疖吗	1	2	3	4	5
（26）您感到口干咽燥、总想喝水吗	1	2	3	4	5
（27）您感到口苦或嘴里有异味吗（指口苦或口臭）	1	2	3	4	5
（28）您腹部肥大吗（指腹部脂肪肥厚）	1 （腹围<80cm，相当于2.4尺）	2 （腹围80～85cm，2.4～2.55尺）	3 （腹围86～90cm，2.56～2.7尺）	4 （腹围91～105cm，2.71～3.15尺）	5 （腹围>105cm或3.15尺）
（29）您吃（喝）凉的东西会感到不舒服或者怕吃（喝）凉的东西吗（指不喜欢吃凉的食物，或吃了凉的食物后会不舒服）	1	2	3	4	5

续表

<table>
<tr><th colspan="5">请根据近一年的体验和感觉，回答以下问题</th><th>没有（根本不/从来没有）</th><th>很少（有一点/偶尔）</th><th>有时（有些/少数时间）</th><th>经常（相当/多数时间）</th><th>总是（非常/每天）</th></tr>
<tr><td colspan="5">（30）您有大便黏滞不爽、解不尽的感觉吗（大便容易黏在马桶或便坑壁上）</td><td>1</td><td>2</td><td>3</td><td>4</td><td>5</td></tr>
<tr><td colspan="5">（31）您容易大便干燥吗</td><td>1</td><td>2</td><td>3</td><td>4</td><td>5</td></tr>
<tr><td colspan="5">（32）您舌苔厚腻或有舌苔厚厚的感觉吗（如果自我感觉不清楚可由调查员观察后填写）</td><td>1</td><td>2</td><td>3</td><td>4</td><td>5</td></tr>
<tr><td colspan="5">（33）您舌下静脉瘀紫或增粗吗（可由调查员辅助观察后填写）</td><td>1</td><td>2</td><td>3</td><td>4</td><td>5</td></tr>
<tr><th>体质类型</th><th>气虚质</th><th>阳虚质</th><th>阴虚质</th><th>痰湿质</th><th>湿热质</th><th>血瘀质</th><th>气郁质</th><th>特禀质</th><th>平和质</th></tr>
<tr><td>体质辨识</td><td>1.得分__
2.是
3.倾向是</td><td>1.得分__
2.是
3.倾向是</td><td>1.得分__
2.是
3.倾向是</td><td>1.得分__
2.是
3.倾向是</td><td>1.得分__
2.是
3.倾向是</td><td>1.得分__
2.是
3.倾向是</td><td>1.得分__
2.是
3.倾向是</td><td>1.得分__
2.是
3.倾向是</td><td>1.得分__
2.是
3.基本是</td></tr>
<tr><td>中医药保健指导</td><td>1.情志调摄
2.饮食调养
3.起居调摄
4.运动保健
5.穴位保健
6.其他：__
______</td><td>1.情志调摄
2.饮食调养
3.起居调摄
4.运动保健
5.穴位保健
6.其他：__
______</td><td>1.情志调摄
2.饮食调养
3.起居调摄
4.运动保健
5.穴位保健
6.其他：__
______</td><td>1.情志调摄
2.饮食调养
3.起居调摄
4.运动保健
5.穴位保健
6.其他：__
______</td><td>1.情志调摄
2.饮食调养
3.起居调摄
4.运动保健
5.穴位保健
6.其他：__
______</td><td>1.情志调摄
2.饮食调养
3.起居调摄
4.运动保健
5.穴位保健
6.其他：__
______</td><td>1.情志调摄
2.饮食调养
3.起居调摄
4.运动保健
5.穴位保健
6.其他：__
______</td><td>1.情志调摄
2.饮食调养
3.起居调摄
4.运动保健
5.穴位保健
6.其他：__
______</td><td>1.情志调摄
2.饮食调养
3.起居调摄
4.运动保健
5.穴位保健
6.其他：__
______</td></tr>
<tr><td colspan="2">填表日期</td><td colspan="3">年　月　日</td><td colspan="2">医生签名</td><td colspan="3"></td></tr>
</table>

填表说明：

1.该表采集信息时要能够反映老年人近一年来平时的感受，避免采集老年人的即时感受。

2.采集信息时要避免主观引导老年人的选择。

3.记录表所列问题不能空项，须全部询问填写。

4.询问结果应在相应分值内划“√”，并将计算得分填写在相应空格内。

5.体质辨识：医务人员应根据体质判定标准表（表5-2）进行辨识结果判定，偏颇体质为“是”“倾向是”，平和体质为“是”“基本是”，并在相应选项上划“√”。

6.中医药保健指导：请在所提供指导对应的选项上划“√”，可多选。其他指导请注明。

表5-2 体质判断标准表

姓名： 编号□□□-□□□□□

体质类型及对应条目	条件	判定结果
气虚质（2）（3）（4）（14） 阳虚质（11）（12）（13）（29） 阴虚质（10）（21）（26）（31） 痰湿质（9）（16）（28）（32） 湿热质（23）（25）（27）（30） 血瘀质（19）（22）（24）（33） 气郁质（5）（6）（7）（8） 特禀质（15）（17）（18）（20）	各条目得分相加≥11分	是
	各条目得分相加9~10分	倾向是
	各条目得分相加≤8分	否
平和质（1）（2）（4）（5）（13） （其中，（2）（4）（5）（13）反向计分，即1→5，2→4，3→3，4→2，5→1）	各条目得分相加≥17分，同时其他8种体质得分都≤8分	是
	各条目得分相加≥17分，同时其他8种体质得分都≤10分	基本是
	不满足上述条件者	否

填表说明：

1.该表不用纳入居民的健康档案。

2.体质辨识结果的准确性取决于接受服务者回答问题准确程度，如果出现自相矛盾的问题回答，则会出现自相矛盾的辨识结果，需要提供服务者核对其问题回答的准确性。处理方案有以下几种。

（1）在回答问题过程中及时提醒接受服务者理解所提问题。

（2）出现两种及以上判定结果即兼夹体质是正常的，比如气阴两虚，则两种体质都如实记录，以分数高的为主要体质进行指导。

（3）如果出现判定结果分数一致，则由中医师依据专业知识判定，然后进行指导。

（4）如果出现既是阴虚又是阳虚这样的矛盾判定结果，要返回查找原因，帮助老年人准确采集信息，必要时候由中医师进行辅助判定。

（5）如果出现每种体质都不是或者无法判断体质类型等情况，则返回查找原因，或需2周后重新采集填写。

（四）老年人中医药健康管理服务要求

1. 开展老年人中医药健康管理服务可结合老年人健康体检和慢性病患者管理及日常诊疗时间。

2. 开展老年人中医药健康管理服务的乡镇卫生院、村卫生室和社区卫生服务中心（站）应当具备相应的设备和条件。有条件的地区应利用信息化手段开展老年人中医药健康管理服务。

3. 开展老年人中医体质辨识工作的人员应当为接受过老年人中医药知识和技能培训的卫生技术人员。开展老年人中医药保健指导工作的人员应当为中医类别执业（助理）医师或接受过中医药知识和技能专门培训能够提供上述服务的其他类别医师（含乡村医生）。

4. 服务机构要加强与村（居）委会、派出所等相关部门的联系，掌握辖区内老年人口信息变化。

5. 服务机构要加强宣传，告知服务内容，使更多的老年人愿意接受服务。

6. 每次服务后要及时、完整记录相关信息，纳入老年人健康档案。

（五）老年人中医药健康管理服务工作指标

老年人中医药健康管理率=年内接受中医药健康管理服务的65岁及以上居民数/年内辖区内65岁及以上常住居民数×100%。

注：接受中医药健康管理是指建立了健康档案、接受了中医体质辨识、中医药保健指导、服务记录表填写完整。

二、0~36个月儿童中医药健康管理服务规范

（一）0~36个月儿童中医药健康管理服务对象

辖区内常住的0~36个月常住儿童。

（二）0~36个月儿童中医药健康管理服务内容

在儿童6、12、18、24、30、36月龄时，对儿童家长进行儿童中医药健康指导，具体内容如下。

1. 向家长提供儿童中医饮食调养、起居活动指导。

2. 在儿童6、12月龄给家长传授摩腹和捏脊方法；在18、24月龄传授按揉迎香穴、足三里穴的方法；在30、36月龄传授按揉四神聪穴的方法。

每次随访填写儿童中医药健康管理服务记录表，6~18月龄儿童中医药健康管理服务记录表见表5-3，24~36月龄儿童中医药健康管理服务记录表见表5-4。

表5-3　6~18月龄儿童中医药健康管理服务记录表

姓名：　　　　　　　　　　　　　　　　　　　　　　　　　　　编号□□□-□□□□□

月龄	6月龄	12月龄	18月龄
随访日期			
中医药健康管理服务	1. 中医饮食调养指导 2. 中医起居调摄指导 3. 传授摩腹、捏脊方法 4. 其他：______	1. 中医饮食调养指导 2. 中医起居调摄指导 3. 传授摩腹、捏脊方法 4. 其他：______	1. 中医饮食调养指导 2. 中医起居调摄指导 3. 传授按揉迎香穴、足三里穴方法 4. 其他：______
下次随访日期			
随访医生签名			

填表说明：

1. 印制新表格时可在“0~6岁儿童健康管理服务规范”所列儿童健康检查记录表基础上增加“中医药健康管理服务”内容。

2. 中医药健康管理服务：请在所提供服务对应的选项上划“√”，可多选。其他服务请注明。

表5-4　24~36月龄儿童中医药健康管理服务记录表

姓名：　　　　　　　　　　　　　　　　　　　　　　　　　　编号□□□-□□□□□

月龄	24月龄	30月龄	36月龄
随访日期			
中医药健康管理服务	1.中医饮食调养指导 2.中医起居调摄指导 3.传授按揉迎香穴、足三里穴方法 4.其他：________	1.中医饮食调养指导 2.中医起居调摄指导 3.传授按揉四神聪穴方法 4.其他：________	1.中医饮食调养指导 2.中医起居调摄指导 3.传授按揉四神聪穴方法 4.其他：________
下次随访日期			
随访医生签名			

（三）0~36个月儿童中医药健康管理服务流程

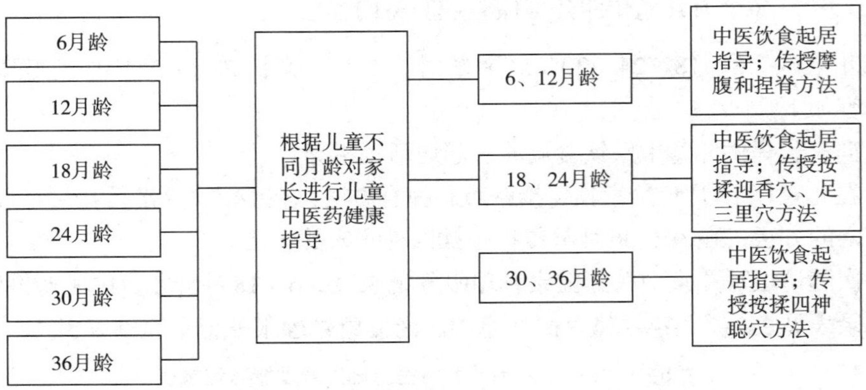

图5-2　0~36个月儿童中医药健康管理服务流程图

（四）0~36个月儿童中医药健康管理服务要求

1. 开展儿童中医药健康管理服务应当结合儿童健康体检和预防接种的时间。

2. 开展儿童中医药健康管理服务的乡镇卫生院、村卫生室和社区卫生服务中心（站）应当具备相应的设备和条件。

3. 开展儿童中医药健康管理服务的人员应当为中医类别执业（助理）医师，或接受过儿童中医药保健知识和技能培训能够提供上述服务的其他类别医师（含乡村医生）。

4. 服务机构要加强宣传，告知服务内容，提高服务质量，使更多的儿童家长愿意接受服务。

5. 每次服务后要及时记录相关信息，纳入儿童健康档案。

（五）0~36个月儿童中医药健康管理服务工作指标

0~36个月儿童中医药健康管理服务率=年度辖区内按照月龄接受中医药健康管理服务的0~36月儿童数/年度辖区内应管理的0~36个月儿童数×100%。

知识链接

儿童中医保健方法和技术

1.饮食调养

（1）养成良好的哺乳习惯，尽量延长夜间喂奶的间隔时间。

（2）养成良好饮食习惯，避免偏食，节制零食，按时进食，提倡“三分饥”，防止进食无度。

（3）食物宜细、软、烂、碎，而且应品种多样。

（4）严格控制冷饮，寒凉食物要适度。

2.起居调摄

（1）保证充足的睡眠时间，逐步养成夜间睡眠、白天活动的作息习惯。

（2）养成良好的小便习惯，适时把尿；培养每日定时大便的习惯。

（3）衣着要宽松，不可紧束而妨碍气血流通，影响骨骼生长发育。

（4）春季注意保暖，正确理解“春捂”；夏季纳凉要适度，避免直吹电风扇，空调温度不宜过低；秋季避免保暖过度，提倡“三分寒”，正确理解“秋冻”；冬季室内不宜过度密闭保暖，应适当通风，保持空气新鲜。

（5）经常到户外活动，多见风日，以增强体质。

三、实践训练

（一）老年人中医体质辨识与保健指导

李大爷，72岁，平素性格内向，常常心情不佳，手脚发凉，畏寒怕冷，吃生冷食物后，易腹痛、腹泻，舌质淡嫩，舌体胖，脉沉迟。

1. 如何对李大爷进行中医体质辨识？
2. 对李大爷进行中医体质辨识后，考虑哪种体质？如何进行中医药保健指导？

（二）儿童中医保健指导

王女士是某社区的常住居民，产前在该社区卫生服务中心建档，产后带着孩子规律进行预防接种和健康体检。目前宝宝12个月。

1. 针对12月龄的儿童，应进行怎样的中医保健指导？
2. 随着年龄的增长，应进行怎样的中医保健指导？

第二节　卫生计生监督协管服务技术

PPT

卫生计生监督是国家卫生行政机关或法律法规授权的组织及其工作人员，依据卫生计生法律法规的授权，按照卫生法律法规和规章规定，对公民、法人和其他组织贯彻卫生法规的情况进行督促检查，对违反卫生计生法律法规的行为追究法律责任的一种卫生计生行政执法行为。

一、卫生计生监督协管服务规范

（一）卫生计生监督协管服务对象

辖区内居民。

（二）卫生计生监督协管服务内容

1. 食源性疾病及相关信息报告 发现或怀疑有食源性疾病、食品污染等对人体健康造成危害或可能造成危害的线索和事件，及时报告。

2. 饮用水卫生安全巡查 协助卫生计生监督执法机构每季度对农村集中式供水、城市二次供水和学校供水进行巡查，协助开展饮用水水质抽检服务，发现异常情况及时报告；协助有关专业机构对供水单位从业人员开展业务培训。

3. 学校卫生服务 协助卫生计生监督执法机构每学期开学时和在校期间定期对学校传染病防控开展巡访，发现问题隐患及时报告；指导学校设立卫生宣传栏，协助开展学生健康教育。协助有关专业机构对校医（保健教师）开展业务培训。

4. 非法行医和非法采供血信息报告 建立辖区内个体诊所、村卫生室设置、人员等基本情况一览表，协助定期对辖区内非法行医、非法采供血开展巡访，发现相关信息及时向卫生计生监督执法机构报告。

5. 计划生育相关信息报告 协助卫生计生监督执法机构定期对辖区内计划生育机构计划生育工作进行巡查，协助对辖区内与计划生育相关的活动开展巡访，发现相关信息及时报告。

（三）卫生计生监督协管服务流程

卫生计生监督协管服务流程如图5-3所示。

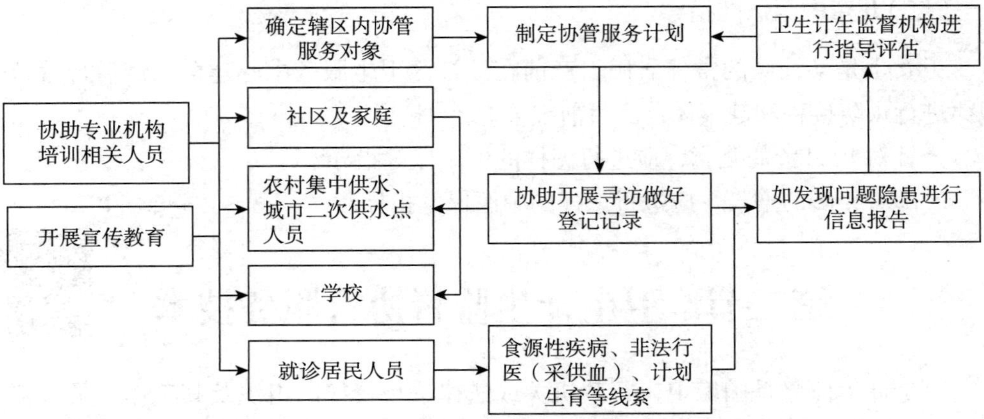

图5-3 卫生计生监督协管服务流程图

（四）卫生计生监督协管服务要求

1. 县（区）级卫生计生行政部门要建立健全各项协管工作制度和管理规定，确定基层医疗机构卫生计生监督协管员，明确职权范围，提供必要办公场所和办公设施，为基层医疗卫生机构开展卫生计生监督协管工作创造良好的条件。

2. 县（区）卫生计生监督执法机构要采用在乡镇、社区设派出机构或派出人员等多种方式，加强对基层医疗卫生机构开展卫生计生监督协管的指导、培训并参与考核评估。

3. 乡镇卫生院、社区卫生服务中心要建立健全卫生计生监督协管服务有关工作制度，配备专（兼）职人员负责卫生计生监督协管服务工作，明确责任分工。有条件的地区可以实行零报告制度。

4. 要按照国家法律法规及有关管理规范的要求提供卫生计生监督协管服务，及时做好相关工作记录，记录内容应齐全完整、真实准确、书写规范。

（五）卫生计生监督协管服务工作指标

1. 卫生计生监督协管信息报告率=报告的事件或线索次数/发现的事件或线索次数×100%。

注：报告事件或线索包括食源性疾病、饮用水卫生安全、学校卫生、非法行医和非法采供血、计划生育。

2. 协助开展的食源性疾病、饮用水卫生安全、学校卫生、非法行医和非法采供血、计划生育实地巡查次数每季度至少一次。

卫生计生监督协管信息报告登记表见表5-5，卫生计生监督协管巡查登记表见表5-6。

表5-5　卫生计生监督协管信息报告登记表

机构名称：

序号	发现时间	信息类别	信息内容	报告时间	报告人

注　1.信息类别：食源性疾病、饮用水卫生、学校卫生、非法行医（采供血）、计划生育。

2.信息内容：注明发现问题（隐患）的地点、内容等有关情况简单描述。

表5-6　卫生计生监督协管巡查登记表

机构名称：

序号	巡查地点与内容	发现的主要问题	巡查日期	巡查人	备注

注：对食源性疾病、饮用水卫生、学校卫生、非法行医（采供血）、计划生育开展巡查，填写本表。备注栏填写发现问题后的处置方式（如报告卫生计生监督执法机构或帮助整改等内容）。

PPT

第三节　免费提供避孕药具

免费提供避孕药具是国家基本公共卫生服务项目之一，这项服务旨在通过免费为居民提供安全、有效、适宜的避孕药具，减少意外妊娠发生、防止艾滋病等性病传播、切实保障育龄女性的生殖健康。为满足育龄群众避孕节育、优生优育、生殖健康需求，国家免费提供基本避孕药具纳入基本公共卫生服务项目。免费避孕药具是由国家拨款、生产、采购，向育龄人群免费提供的避孕药具。每种避孕药具的外包装上均印有“国家免费提供”的标志。

（一）服务对象

辖区内所有育龄群众（包括流动人口）。

（二）免费避孕药具供应品种

主要包括口服避孕药、外用避孕药、避孕套、皮下埋植剂、宫内节育器等。

（三）免费提供避孕药具服务内容

1. 宣传服务　宣传国家免费发放避孕药具政策，开展避孕节育、生殖健康等科普宣传教育，提高已婚育龄人群政策知晓率、避孕方法知情选择和生殖健康知识水平。

2. 咨询指导　根据已婚育龄人群处于不同时期的生理特点，结合个人的具体情况，进行避孕方法知情选择的咨询服务，指导和帮助已婚育龄人群自主和自愿地选择适宜的免费避孕药具。

3. 发放服务 按照已婚育龄人群免费避孕药具的实际需求，坚持“健全网络，畅通渠道，保障供应，满足需求，方便群众，提高效益”，为已婚育龄人群免费提供可及、易得和便捷的人性化服务。

4. 随访服务 定期对已婚育龄人群提供随访服务，对其现用免费避孕药具使用的正确性、适应性、避孕效果及副反应等结果进行跟踪，并继续给予适宜的指导服务，如告知具体处理措施或建议就医等。

（四）免费避孕药具的采购、存储和调拨、发放

1. 省级集中采购 省级卫生健康行政部门是本地区免费基本避孕药具政府采购的责任主体，负责确定采购机构。地市级和县级卫生健康行政部门分别负责制定本辖区需求计划。

2. 存储和调拨 省级卫生健康行政部门委托相关单位做好免费基本避孕药具的存储和调拨工作。对各级从事免费基本避孕药具存储、调拨、放置、发放等服务机构加强监督管理，严禁免费基本避孕药具流入市场。

3. 药具发放 设有妇科、产科、计划生育科的医疗卫生机构、社区卫生服务中心（站）、乡镇卫生院、村卫生室和符合条件的其他医疗卫生机构均可承担免费基本避孕药具发放工作，在机构内醒目位置做好政策宣传，充分告知群众。

重点小结

本章重点介绍了老年人、0～36个月儿童中医药健康管理服务对象、服务内容、服务要求和工作指标。

目标检测

参考答案

一、选择题

1. 老年中医药健康管理服务的对象是（　）

A. 55岁以上　　B. 60岁以上

C. 65岁以上　　D. 70岁以上

E. 75岁以上

2. 每年为老年人提供中医药健康管理服务的次数，最少为（　）

A. 1次　　B. 2次

C. 3次　　D. 4次

E. 5次

3. 根据0～36个月儿童中医药健康管理服务要求，儿童开展健康管理服务的具体月龄不包括（　）

A. 胎儿　　B. 6月龄

C. 12月龄　　D. 24月龄

E. 36月龄

4. 根据0～36个月儿童中医药健康管理服务要求，6～12月龄儿童宜采用的中医药健康管理方法为(　)

A. 针刺　　B. 艾灸

C. 拔罐　　D. 揉捏穴位

E. 摩腹和捏脊

5. 根据0～36个月儿童中医药健康管理服务要求，18～24月龄儿童宜采用的中医药健康管理方法为(　)

A. 按揉迎香穴和足三里　　B. 针刺

C. 艾灸　　D. 拔罐

E. 摩腹和捏脊

二、思考题

1. 老年人中医药健康管理服务流程?

2. 0～36个月儿童中医药健康管理服务内容包括?

参考文献

[1] 王金勇.基本公共卫生服务实务 [M]. 北京：中国医药科技出版社，2023.

[2] 杨柳清，代爱英，刘明清.基本公共卫生服务实务 [M]. 北京：北京大学医学出版社，2021.

[3] 胡晓江，徐金水，姜仑.国家基本公共卫生服务健康管理与实践 [M]. 南京：东南大学出版社，2020.

[4] 秦淮金，陈博文.国家基本公共卫生服务技术规范 [M]. 北京：人民卫生出版社，2012.